Raquel Elizabeth Rivera Vargas
Karen Pamela Llerena Quishpe
Salvador Alberola Enguix

Intervención fisioterapéutica desde la Atención Centrada en la Persona

AF386948

Raquel Elizabeth Rivera Vargas
Karen Pamela Llerena Quishpe
Salvador Alberola Enguix

Intervención fisioterapéutica desde la Atención Centrada en la Persona

Propuesta de intervención fisioterapéutica en el adulto mayor

Editorial Académica Española

Imprint
Any brand names and product names mentioned in this book are subject to trademark, brand or patent protection and are trademarks or registered trademarks of their respective holders. The use of brand names, product names, common names, trade names, product descriptions etc. even without a particular marking in this work is in no way to be construed to mean that such names may be regarded as unrestricted in respect of trademark and brand protection legislation and could thus be used by anyone.

Cover image: www.ingimage.com

Publisher:
Editorial Académica Española
is a trademark of
Dodo Books Indian Ocean Ltd. and OmniScriptum S.R.L publishing group

120 High Road, East Finchley, London, N2 9ED, United Kingdom
Str. Armeneasca 28/1, office 1, Chisinau MD-2012, Republic of Moldova, Europe
Managing Directors: Ieva Konstantinova, Victoria Ursu
info@omniscriptum.com

Printed at: see last page
ISBN: 978-620-0-02104-5

Copyright © Raquel Elizabeth Rivera Vargas, Karen Pamela Llerena Quishpe, Salvador Alberola Enguix
Copyright © 2025 Dodo Books Indian Ocean Ltd. and OmniScriptum S.R.L publishing group

Propuesta de intervención fisioterapéutica desde la Atención Centrada en la Persona

AUTORES:

Rivera Vargas, Raquel Elizabeth

Karen Pamela Llerena Quishpe

Salvador Alberola Enguix

Contenido

1. Resumen

La presente propuesta de intervención fisioterapéutica se fundamenta en el Modelo de Atención Centrada en la persona, engloba dos puntos importantes, el primer punto el tratamiento fisioterapéutico para mejorar la calidad de vida y las destrezas al realizar las actividades de la vida diaria de cada usuario y el segundo es investigar la historia de vida para tener un enfoque integral del adulto mayor. El período de aplicación fue corto por situación del confinamiento por la pandemia. No obstante, se pudo observar en los residentes una mejora de la fuerza muscular, coordinación al realizar actividades y mejor predisposición para realizar los ejercicios, con un estado de ánimo adecuado.

La experiencia en la aplicación también generó cambios en el diálogo terapeuta paciente, se modificó a diálogo de compañeros de residencia, se mantiene la jerarquía, es un trato horizontal, el usuario interviene en la planificación de tratamiento. Como profesional de la salud la visión de trabajo se modificó, al conocer detalles importantes de la vida de las personas, hobbies, deportes y actividades que realizaba en otras etapas de su vida. Se abordó la terapia con un enfoque distinto, asertivo y global. Considerando que los residentes son adultos mayores con problemas de demencia o depresión, el aplicar la terapia individualizada no se dieron dificultades al realizar el ejercicio, en un residente se modificó el esquema de ejercicios por estados de ansiedad.

Un segundo objetivo en la propuesta de intervención fue crear una Historia Clínica Fisioterapéutica basada en el Modelo de Atención Centrada en la Persona, para este fin se realizó recolección de información, en dos esquemas, el primero la información del equipo interdisciplinar de la Residencia y el segundo se formuló entrevistas no estructuradas a los residentes y cuidadores. La información recolectada se plasmó en una Historia Clínica Fisioterapéutica Integral Centrada en la Persona.

Un tercer objetivo fue plasmar la Historia de Vida del residente en la Historia Clínica global de la Residencia, la información fue obtenida en conversaciones con los usuarios, familia y cuidadores, a pesar que el tiempo fue reducido se elaboró la Historia de vida que fue archivada en la Bitácora de cada residente. Para obtener mejores resultados se recomienda realizar la aplicación del tratamiento terapéutico por 2 meses.

Palabras clave: adulto mayor, centros geriátricos, atención centrada en la persona, fisioterapia, historia de vida, historia clínica, entrevista

2. Introducción y justificación

En un mundo globalizado, donde ha incrementado la esperanza de vida, la Organización Mundial de la Salud (OMS, 2017) informa que para el año 2050 se duplicará el número de personas mayores de 60 años, por tal motivo es importante dar un mayor enfoque al Área Sanitaria Geriátrica, creando programas de intervención para el apoyo y atención a personas adultos mayores. Al considerar la relación directamente proporcional entre el incremento de la esperanza de vida y las comorbilidades, problemas psicológicos, sociales y familiares, se debe crear equipos interdisciplinarios, programas de intervención para el tratamiento y cuidado del adulto mayor.

De acuerdo a los problemas geriátricos que puede conllevar una persona, se requiere la atención del equipo interdisciplinar, con la misión de dar a la persona una atención de calidad y calidez. La fisioterapia forma parte de este equipo, y su objetivo fundamental es mantener la mayor independencia de la persona a nivel de su entorno y en sus actividades de la vida diaria. El Modelo de Atención Centrado en la Persona (MACP), nos ayuda a tener una visión más humana, individual, empática, de una mejor relación médico paciente y del equipo interdisciplinario. El adulto mayor es considerado como una persona capaz de tomar decisiones a pesar de sus problemas de salud (Díaz et al., 2017). En el MACP se considera la información del entorno familiar, preferencias y hobbies, para dar un trato humano y adecuado al adulto mayor. Considerando los beneficios que nos presenta el MACP, es importante modificar la visión del fisioterapeuta para tener una mejor respuesta al tratamiento de las personas residentes.

En la práctica diaria, el terapeuta se enfoca en tratamientos y protocolos a seguir con un fin específico, sin dar mayor relevancia a la persona. La presente propuesta de intervención es diseñar y aplicar una intervención fisioterapéutica basada en los principios de la Atención Centrada en la Persona (ACP). La propuesta de Intervención está destinada a personas con demencia y los problemas de coordinación y equilibrio. Con ayuda del equipo interdisciplinar, se analiza la historia clínica y se analiza información recogida mediante entrevistas a los residentes y a sus familiares para elaborar su historia de vida; se pregunta además por sus preferencias como, por ejemplo, la música a utilizar en las sesiones terapéuticas para personalizarlas.

3. Marco teórico

3.1. Atención Centrada en la Persona

Enfocados en dar una mejor calidad de vida al adulto mayor, la fisioterapia desde la perspectiva del MACP y el apoyo del equipo interdisciplinario, se modifica la perspectiva del tratamiento enfocándose en una terapia óptima, participativa, individual y basada en las necesidades biopsicosociales de la persona.

De acuerdo a la OMS (1994), la calidad de vida es la percepción que un individuo tiene de su lugar en la existencia, en el contexto de la cultura y del sistema de valores en lo que vive y en relación con sus objetivos, sus expectativas, sus normas, sus inquietudes. La calidad de vida relacionada con la salud es la capacidad que tiene el individuo para realizar aquellas actividades importantes relativas al componente funcional, afectivo y social, influenciadas por la percepción subjetiva. El proceso de envejecimiento genera cambios importantes en el estilo de vida de la población y tiene repercusiones significativas en el volumen y distribución de la carga social de la enfermedad y en la calidad de vida (Botero y Pico, 2007). Basados en mejorar la calidad de vida, se dan cambios en los modelos de atención a los adultos mayores, se considera al adulto mayor como eje para participar en las decisiones sobre su salud y cuidados.

La terapia centrada en la persona es la pauta para los inicios de la ACP, se fundamenta en un enfoque humanístico, la persona es el eje central. Se caracteriza por el desarrollo de la persona como individuo interdependiente digno y su relación con el entorno. Sus bases son potenciar las características individuales, sociales y psicológicas, generar estrategias en la toma de decisiones, mejorar la creatividad y la autorrealización del adulto mayor (Martínez, 2013).

El eje principal del MACP es el usuario, su fin es mejorar su calidad de vida manteniendo su autonomía y bienestar. Para capacitar a las Organizaciones, Instituciones y profesionales en la aplicación de este modelo de atención se ha desarrollado principios, enunciados y fundamentos, generando una organización interna y un cambio en el enfoque de atención al usuario.

Para Yanguas y Rabadán (2017) el modelo de atención a la persona sitúa a la persona mayor como agente activo ofreciendo cuidados que reconocen a la persona con independencia de su estado como ser singular y su derecho a decidir sobre sus cuidados y vida cotidiana, los componentes que destacan en este modelo son:

- La persona es el eje fundamental se considera al individuo único, autónomo, con poder de decisión sobre su bienestar, cuidados, actividades, residencia, bienes.
- Al ser el protagonista en la toma de decisiones, planifica con el equipo interdisciplinario actividades acordes a sus experiencias, vivencias y gustos, creando una rutina agradable, con actividades significativas y un ambiente hogareño.

- Los lazos emocionales creados en la vida de una persona son fundamentales es importante que la persona mantenga una buena relación social, son su familia y amigos.

- El espacio físico es uno de los puntos importantes en el MACP, de ser un ambiente hogareño, permitiendo al adulto mayor permanecer en un sitio cálido y acogedor y no una sala hospitalaria, por tal motivo las residencias tienen un aspecto hogareño. La habitación es el espacio personalizado del adulto mayor, en este espacio se ubicarán los objetos más significativos de cada residente, es la caja fuerte con elementos que cuentan su vida, su historia, su esencia como persona, sus recuerdos.

Los principios de la ACP se basan en la integralidad y personalización. La integralidad, es tratar a la persona como única, importante, individual y autónoma respetando las decisiones y deseos sobre su cuidado. La personalización, es considerar que la persona tiene derecho a vivir en un sitio con estilo hogareño, con espacios para colocar los recuerdos de su vida y sus pertenencias más preciadas, tiene derecho a estar rodeado de profesionales que lo traten como familia. Los principios que señala la ética en relación a la práctica asistencial clínica en los que se desarrolla la ACP (Díaz et al., 2017) son:

- No maleficencia, es el principio más importante, se basa en prestar nuestro servicio a la persona, sin pretender lesionarlo, dañar su integridad y no atropellar su dignidad como individuo.

- Justicia, toda persona tiene derecho a no ser discriminada bajo ninguna circunstancia, se debe respetar su raza, credo, cultura, pensamiento, como personal del área de salud nos vemos obligados a prevenir, intervenir y dar seguimiento a problemas en relación al maltrato o discriminación.
- Autonomía, todo individuo es único, indivisible e insustituible, que debe ser respetado y valorado, sin discriminación a su código moral, valores y creencias.
- Beneficencia, toda persona adulto mayor tiene el derecho a tener una buena calidad de vida, con una atención óptima en cualquier ámbito y tener un trato con respeto y comprensión.

Para Martínez (2013) los fundamentos de la ACP son: la persona como eje central, autodeterminación, ética, normativas y conocimiento científico. Se considera a la persona como un ser autónomo independiente que debe tener un trato respetuoso, tolerante, digno y basado en los estrictos principios de la bioética. Para establecer el cronograma de actividades para la atención del adulto mayor los profesionales consideran las preferencias, hobbies y actividades que no son del agrado del usuario.

EL ACP se basa y se alinea con las principales declaraciones y recomendaciones de distintas normativas y consensos internacionales. Se orienta y nutre del conocimiento científico, integrando las preferencias de las personas y el respeto a las mismas con las intervenciones basadas en la evidencia que han demostrado beneficio terapéutico para las personas mayores.

Las reglas básicas o el decálogo para la aplicación de la ACP (Díaz-Veiga et al., 2017) son:

Todas las personas somos seres multidimensionales dinámicos, que deben ser tratadas con dignidad, se considerada como seres únicos, la historia de vida es la parte esencial del usuario, se relata la biografía, experiencias, capacidades, destrezas, fortalezas, alegrías, tristezas, relaciones, familia, amigos, retos y proyectos en diferentes etapas; la persona se la visualiza como un ser autónomo con el derecho de asumir decisiones sobre su salud, residencia, alimentación y lo relacionado a situaciones que afecten su vida, a pesar de tener un deterioro cognitivo.

El domicilio o residencia debe tener pautas para que el usuario sienta confort durante su estancia, este debe ser un ambiente hogareño, cálido, acogedor, familiar. Un ambiente relajado, con iluminación adecuada, cómodo, el ambiente influirá en el comportamiento y bienestar subjetivo; el usuario al vivir en una residencia puede tener el acceso a realizar actividades cotidianas que sean importantes y significativas. El mantener activo el vínculo familiar y de amigos genera tranquilidad, sensación de bienestar y estabilidad emocional en la persona (Díaz et al., 2017).

Por su parte el estudio realizado por Howard et al, (2016), indica que el objetivo del líder o personal de salud es proveer un enfoque integral y holístico para mejorar la vida de los adultos mayores; informa que con los recursos y el apoyo adecuados, los adultos mayores pueden actualizar su potencial para convertirse en su propia "salud líder de atención", asume la responsabilidad de su bienestar y perseguir sus metas personales identificadas por ellos mismos.

La propuesta de intervención de enfermería multifactorial centrada en la persona desarrollada por Ha y Park (2020) fue una intervención para mejorar la función física, actividad física, nutrición estado y reducción de los síntomas depresivos. Verificó la efectividad de este programa que contribuyó a prevenir la fragilidad, mantener la independencia funcional de las personas mayores y mejorar su calidad de vida.

La presente propuesta de intervención fisioterapéutica basada en el MACP, va enfocada a realizar un esquema de cinesiterapia activa con frecuencia, intensidad y complejidad aptas para personas adultas mayores que requieren cuidado a largo plazo, que viven o no en residencias y pueden o no tener demencia. Este esquema de cinesiterapia se enfoca en realizar una rutina de entrenamiento que sea de fácil aplicación y pueda ser manejado por el cuidador.

3.1.2. Cuidado a largo plazo

Normalmente las personas piensan envejecer en sus casas vivir tranquilamente sus años dorados, pero algunos procesos de envejecimiento, presentan deterioro en la salud física o psicológica lo que conlleva al adulto mayor requerir cuidado familiar o profesional en su domicilio o en una residencia. El cuidado a largo plazo son procedimientos o procesos que se aplican en el domicilio o en un centro especializado para la atención en las necesidades del adulto mayor. Se basan en dos principios el primero cuando hay presencia de deterioro físico, pero no intelectual, a pesar de las limitaciones el adulto mayor mantiene un proyecto de vida y tiene el derecho a una vida con bienestar, plenitud y respeto. En segundo lugar, ocurre cuando el adulto mayor presenta un deterioro psicológico, cognitivo que puede ser estático o progresivo. El adulto mayor requiere de cuidados adecuados y es necesario adoptar medidas que optimicen las capacidades físicas y mentales que se mantienen intactas y compensar los déficits por su deterioro cognitivo mediante la atención y apoyo de su entorno generando sensación de bienestar (OMS, 2015).

En la actualidad hay residencias y personal capacitado para dar el cuidado de acuerdo a las comorbilidades, patologías o necesidades que requiera el adulto mayor. Se basan en el objetivo fundamental de cuidar la salud y que la persona tenga una vejez digna y de calidad. Por lo tanto, las personas que realizan cuidados a largo plazo deben considerar pautas para la atención de una persona como son; el tipo de enfermedad que aqueja al adulto mayor, si esta enfermedad es degenerativa o no, el estado mental si hay presencias de estrés, demencia, alteraciones psicológicas o sociales, el grado de independencia del adulto mayor en sus actividades diarias.

El sitio donde vive el adulto mayor debe cumplir con estándares para evitar caídas, problemas en su movilización y satisfacer necesidades básicas. Se puede considerar que existen cuatro niveles de actuación para garantizar el cumplimiento de las necesidades básicas de las personas: accesibilidad, seguridad, sensación hogareña y personalización. Accesibilidad, debe ser un sitio adecuado, en el que la movilización, la comunicación, la visualización, y la accesibilidad a todos los espacios no den dificultades no sean peligrosas para el usuario. Seguridad, en la residencia se debe realizar modificaciones en el mobiliario y distribución para que los espacios sean sitios seguros y evitar sitios que puedan causar caídas o lesiones. Sensación hogareña, nos ayuda a que la persona tenga una relación de pertenencia con el entorno, controlando o evitando períodos de ansiedad o depresión en el adulto mayor. Personalización, debe ser un espacio privado con relevancia a las características de la persona, la habitación del usuario debe incluir recuerdos de la familia, hobbies, amigos y gustos (Moreno, 2017).

En el estudio realizado por Goudriaan et al, (2021) reveló resultados favorables sobre una adecuada iluminación interior, en la que se refieren a la reducción de los síntomas depresivos y la facilitación de la orientación espacial. Con respecto a los comportamientos desafiantes, solo encontramos indicaciones para una intervención de luz muy específica para disminuir la agitación.

3.1.3. Reminiscencias

La influencia de situaciones sociales, familiares e individuales a lo largo de la vida pueden generar cambios estructurales en el proceso de envejecimiento del adulto mayor, a la vez influye en la salud y bienestar (Bech et al., 2019). La reminiscencia beneficia la salud cognitiva, impulsando la memoria, el recordar influye en la capacidad de pensar, aprender y recordar claramente.

La reminiscencia es una terapia no farmacológica que se emplea especialmente en personas que tienen demencia, que presentan dificultad de recordar eventos recientes, pero facilidad en recordar su pasado, especialmente su niñez y juventud. La persona puede conectarse con el recuerdo de destrezas y capacidades adquiridas a edades tempranas, información que el profesional de salud acogerá para desarrollar e impulsar.

Las personas adultas mayores utilizan el recordar eventos, sentimientos y pensamientos del pasado, con el fin de crear y facilitar el sentimiento de placer, y para mejorar la calidad de vida o para adaptarse a las situaciones. La reminiscencia puede tener un papel positivo en la mejora de la Calidad de vida, rendimiento de la memoria, conciencia y estado de salud se lo aplica como tratamiento psicológico. Las personas mayores al volver al pasado a través de sus recuerdos pueden ayudar a las personas a lograr un mayor equilibrio en sus vidas (Kousha et al., 2021).

La reminiscencia debe ser guiada por un profesional, quien ayudará al adulto mayor a interpretar, explorar y examinar sus emociones, recuerdos, generando pensamientos positivos y superando episodios del pasado. Al estar guiado por un profesional se evitará estados de ansiedad y depresión.

En el MACP, la reminiscencia es importante, al generar recuerdos importantes en la persona, esta información se plasma en la historia de vida del usuario, documento que integra los recuerdos, la forma de vida, los hobbies, experiencias, expectativas, logros, fracasos escritos a manera de historia, describiendo a un ser único e irrepetible.

La música como parte del proceso de reminiscencia es importante para poder recordar, el estudio realizado por López et al. (2020) sobre la Inducción emocional autobiográfica en personas mayores a través de canciones populares, identificó que la música produce diferentes efectos según la edad. La enculturación puede ser un factor mediador importante en la emocionalidad y la memoria. El diseño del estudio arrojó un nivel relativamente alto de especificidad de memoria y positividad emocional.

3.1.4. Historia de Vida

La historia de vida es un método utilizado en gerontología como un elemento complementario para la intervención y cuidado del adulto mayor, es una bibliografía narrada por el adulto mayor sobre acontecimientos de su vida, en personas con demencia esta historia es contada o corroborada por la familia y amigos. En el estudio realizado por El Haj y Gallouj (2019) sobre los recuerdos autodefinidos en el envejecimiento normal, concluyen que la actualización de la propia identidad a lo largo de la vida, al menos en el envejecimiento normal, puede estar relacionada con la formación y recuperación de recuerdos autodefinidos, recuerdos que conducen a la creación de guiones narrativos, que en sí mismos sirven como ingredientes para "capítulos" a lo largo de la vida útil.

En otro estudio realizado por Bluck y McAdams (2021) sobre la vulnerabilidad de los adultos mayores ante la pandemia, arrojo resultado en los cuales los adultos mayores son una estabilidad emocional a nivel de la sociedad, considera que, al realizar las historias de vida, la imagen que surge es la de los adultos mayores con el potencial de mostrar una fuerza psicosocial considerable a pesar de las adversidades de la pandemia (Lind et al, 2021).

3.2. Envejecimiento activo

En un mundo cambiante, con el acceso a innovaciones y mejoras en salud, tecnología y alimentos, con programas para mantener un estado de salud óptimo, ha modificado la vida de las personas, mejorando las condiciones e incrementando la esperanza de vida, provocando un fenómeno de envejecimiento. Al incrementar la esperanza de vida y tener una mayor población envejeciendo se crean desafíos económicos, sociales y de salud que deben ser solventados por los proveedores de atención médica, los miembros de la familia y la sociedad (OMS, 2012).

La OMS (2002) modificó el concepto de Envejecimiento Saludable es un proceso de fomentar y mantener la capacidad funcional que permite el bienestar en la vejez. Sugiere que envejecer no es la ausencia de enfermedad, es mantener una vida sana con monitoreo médico programado, evitando complicaciones de comorbilidades, predisposición de enfermedades por factores hereditarios o genéticos, o alteraciones por enfermedades adquiridas.

Las directrices de la OMS (Bull et al, 2020), reafirma las recomendaciones publicadas por la OMS (2010), en el que informa que la actividad física es mejor que nada para obtener resultados de salud óptimos y una reducción de los comportamientos sedentarios. Destaca la importancia de realizar regularmente actividades aeróbicas y de fortalecimiento muscular.

Es necesario realizar cinco pautas para lograr un envejecimiento activo (Gobierno de España, 2011).

- Buena salud, el programa se basa en promover alimentación sana, controles médicos programados, monitoreo de signos vitales, exámenes clínicos periódicos, control de la toma diaria de medicación.

- Buen funcionamiento físico, realizar ejercicio físico mínimo tres veces por semana, mantener la actividad física en la rutina diaria. Se puede realizar un programa de actividad física con el acompañamiento y supervisión de profesionales.
- Buen funcionamiento mental, realizar actividades intelectuales y cognitivas para mantener y mejorar la capacidad mental y de aprendizaje.
- Ser independiente y autónomo: en la rutina diaria realizar las actividades de manera autónoma e independiente, para prevenir la limitación funcional y la dependencia.
- Vinculación y participación social, para evitar problemas de depresión o abandono es importante el contacto con familia, amigos y realizar actividades grupales.

El ejercicio diario en el adulto mayor es fundamental para obtener un envejecimiento activo, así lo demuestra el programa de caminata de 3 meses de duración en adultos mayores realizado por Hsu et al. (2021) este estudio presentó mejoras significativas en la composición corporal (IMC), la fuerza y el rendimiento de las extremidades inferiores, el equilibrio y la función de movilidad.

3.2.1 Esquema corporal

Las modificaciones en el esquema corporal del adulto mayor, puede causar dificultades en la independencia y el realizar las actividades de la vida diaria.

Esquema Corporal, es la base de conocimiento, idea o concepción personal que tiene el individuo de su cuerpo. La concepción del esquema corporal es fundamental para que el adulto mayor tenga percepción sobre su cuerpo. Para mejorar o recuperar el esquema corporal se debe trabajar lateralidad, actitud, relajación y respiración.

Lateralidad, se encamina a trabajar los esquemas de arriba – abajo, izquierda – derecha, el trabajo de mejorar el trabajo del lado dominante y no dominante. Actitud, es la modificación de manera no voluntaria que sufre el cuerpo por causas internas y externas, que afecta al tono muscular. El tono muscular se puede ver en tres niveles, el tono en reposo, tono actitud, tono acción. En el *tono en reposo* el cuerpo esta relajado, en reposo, sin presencia de grados de tensión. En el *tono de actitud,* en este estado el tono muscular que nos prepara para la realización del movimiento, listo para reaccionar a un estímulo. En el *tono de acción,* aumenta el tono muscular para realizar un esfuerzo. Relajación, se realizan diferentes métodos de relajación para mejorar el esquema corporal. Respiración, el control adecuado de la respiración ayuda al conocimiento del cuerpo, va unido con la técnica de relajación.

El terapeuta al evaluar postura, movimiento y fuerza en el adulto mayor registrará en la historia clínica si hay alteraciones en el tono muscular del residente que cause alteraciones en su esquema corporal.

3.2.2 Coordinación

El residente con una coordinación adecuada incrementa la eficacia en la recepción de información sobre la posición corporal, a través del trabajo del sistema nervioso central, con una comunicación adecuada con el sistema muscular, para mantener el control sistemático del movimiento. La coordinación debe trabajarse de manera esquemática, continua y compleja, al realizar los ejercicios deben ser prácticos, accesibles, adaptables y variables para que el adulto mayor ejecute un desenvolvimiento óptimo en la tarea.

Al trabajar la coordinación se debe considerar:

- Desarrollar o mejorar el esquema óculo – manual.
- Controlar el manejo de espacio tiempo, para mejorar la percepción de la distancia y constante relación movimiento – ritmo, adquirir nociones antes, durante y después, de simultaneidad y sucesión, de percepción de pausas, ritmos y duraciones.
- La constancia perceptiva es un conjunto de aprendizajes basados en la estimulación constante de movimientos complejos en distintas actividades. Se puede mejorar a mecanizar con gimnasia rítmica.

3.3. Valoración geriátrica integral

En las pautas del envejecimiento activo, es importante la prevención y monitoreo médico para tener una buena salud, por lo tanto el equipo interdisciplinario debe realizar una valoración geriátrica integral (VGI), es un instrumento que permite junto a la valoración clínica del paciente adulto mayor integrar los conocimientos de las esferas clínicas, psicológicas, mentales y sociales, lo que faculta obtener una visión amplia y clara de la situación del paciente, el objetivo principal es mejorar la exactitud del diagnóstico, además de identificar problemáticas relacionadas no diagnosticadas previamente.

Al realizar una VGI nos da metas claras y precisas (D´Hyver, 2017):

- Generar nuevos diagnósticos, al realizar una evaluación global del cuerpo humano sin enfocarse solo en los signos y síntomas de la enfermedad actual, se puede hallar problemas médicos que no fueron considerados y que afectan al estado de salud.

- Con un diagnóstico global se realiza un tratamiento adecuado, por lo tanto disminuye los días de estancia en instituciones de salud.

- Con un VGI el usuario es tratado por un equipo médico interdisciplinario, disminuyendo los costos de atención médica y reduciendo el tratamiento farmacológico.

- Al egresar, con el alta médica y realizado una evaluación funcional, cognitiva y afectiva se obtiene diagnósticos y tratamiento óptimos, que enfoca de manera global el estado de salud del usuario.

- Con la aplicación de un VGI y la evaluación de un equipo interdisciplinar el usuario tendrá una mejor la calidad.

La VGI debe ser manejado por el equipo interdisciplinario e incluirá anamnesis y exploración física de (D´Hyver, 2017):

- Cabeza: evaluación de arterias temporales, boca (estado dental, prótesis, micosis, tumoraciones), ojos (capacidad visual y presencia de cataratas, entropión y ectropión), capacidad auditiva.

- Cuello: presencia de bocio, adenopatías, ingurgitación yugular, soplos, rigidez cervical.
- Tórax: auscultación cardiaca, pulmonar, palpación de mamas en la mujer y presencia de deformidades en columna (cifosis dorsal).
- Abdomen: igual que el adulto (inspección, palpación, percusión y auscultación).
- Tacto rectal: en busca de hemorroides, impacto fecal y revisión prostática en el hombre.
- Extremidades: fuerza y tono muscular, presencia de pulsos y reflejos, y búsqueda intencionada de edema o deformidades articulares (incluyendo dedos de los pies)
- Neurológico: Trastornos del habla, temblor, rigidez, acinesia, equilibrio, marcha, sensibilidad.
- Piel: lesiones tróficas, úlceras, tumoraciones.

Además, se incluirá una Valoración funcional, índice de Katz (1963, citado D´Hyver, 2017), el índice de Lawton y Brody (1993, como se citó en D´Hyver, 2017); Desempeño físico SPPB; Marcha y equilibrio; Valoración nutricional; y la Valoración afectiva. Esta valoración integral ofrece una visión global de la persona, de su estado de salud físico, mental, psicológico y social, para que el equipo interdisciplinario de un tratamiento integral.

En el estudio de Costos de la medicación en pacientes mayores: antes y después de la valoración geriátrica integral realizado por Unutmaz et al. (2018) demostró que la VGI podría reducir la prevalencia de polifarmacia en adultos mayores. Además, esto tendrá efectos beneficiosos sobre los parámetros económicos debido a la disminución de los costos de atención médica relacionados con los medicamentos.

3.4. Fisioterapia

De acuerdo a las pautas para lograr un envejecimiento activo, la fisioterapia es un medio de apoyo para lograrlo. La fisioterapia juega un papel importante en la recuperación del individuo para mejorar o mantener su independencia y realizar las actividades de la vida diaria. La fisioterapia es el arte y la ciencia del tratamiento físico; es decir, el conjunto de métodos, actuaciones y técnicas, que mediante la aplicación de medios físicos curan, previenen las enfermedades, promueven la salud, recuperan, habilitan y readaptan a las personas afectas de disfunciones somáticas o a las que desean mantener un nivel adecuado de salud (COLFISIOCV, 2021).

De acuerdo al VGI, se aplica la fisioterapia de manera preventiva, curativa o paliativa, interviniendo con la aplicación de técnicas y métodos para que la persona realice con independencia y autonomía las actividades de la vida diaria.

3.4.1. Evaluación Fisioterapéutica

La evaluación fisioterapéutica se realiza mediante un proceso de diálogo, interactuando con el paciente, con la aplicación de manera objetiva test, escalas, pruebas clínicas para realizar un adecuado diagnóstico, plantear objetivos y tiempos de tratamiento para una rehabilitación óptima (Mantilla, 2018).

El terapeuta ejecutará una evaluación acorde a su nivel de observación, pericia y experiencia, realizará una valoración detallada en el individuo determinando sus déficits, capacidades residuales, alteraciones neuromusculoesqueléticas, grado de dificultad al realizar diferentes movimientos y la pérdida de agilidad en las actividades de la vida diaria. Con el diagnóstico desarrollado por el equipo interdisciplinario, el terapeuta determinará el tipo de evaluación, los exámenes e instrumentos que usará para dar una interpretación y efectuar un diagnóstico terapéutico, pronóstico y toma de decisiones clínicas para la aplicación de programas de rehabilitación (Mantilla, 2018). Al analizar la historia clínica y evaluación realizada por el terapeuta se trazarán objetivos a corto y largo plazo, se determinará el número de sesiones y el tipo de tratamiento.

La evaluación se plasmará en la historia clínica fisioterapéutica, consta de: anamnesis, diagnóstico clínico, medicamentos, examen físico, sistema musculo esquelético, sistema funcional neuromuscular, con el análisis de esta información se determinará los objetivos, el plan de tratamiento, observaciones y recomendaciones.

La anamnesis, es el apartado de la historia clínica donde se detalla la información personal, social y vocacional evaluando el medio ambiente y una visión de la estructura psicológica del paciente, se detallará los datos clínicos, las enfermedades que padece, la medicación usada habitualmente, los antecedentes e inicio de los síntomas o signos de la enfermedad actual, exámenes realizados.

Es decir, se detallará una historia médica que antecede a la enfermedad actual (Kottke y Lehmann, 2002).

El diagnóstico clínico, es un proceso que concluye después de evaluar el cuadro clínico, su función es definir la enfermedad que afecta a un paciente. El cuadro clínico se forma de tres elementos que se relacionan entre sí, el síndrome, la enfermedad y el contexto. El síndrome, es el grupo de signos y síntomas que presenta el paciente desde el inicio de la enfermedad, la enfermedad se determina por la relación de signos y síntomas que presenta el paciente, y el contexto, es la relación del ambiente social, económico y psicológico en el que se desenvuelve la persona que padece la enfermedad (Capurro y Rada, 2007). El fisioterapeuta parte del diagnóstico clínico, para determinar el tipo de valoración terapéutica a realizar al paciente, a la vez le dará una pauta para realizar un enfoque global a los problemas o déficits que pueda presentar.

En cuanto a los medicamentos, se hace referencia los que se administran al paciente para mantener el equilibrio y el trabajo de su cuerpo. El terapeuta recopila información en base a esos parámetros para determinar esquemas de tratamiento.

Examen físico, en el examen físico musculo-esquelético se evaluará dolor, deformidad, debilidad, limitación de movimientos y rigidez. El examen físico cumple tres funciones (Kottke y Lehamann, 2002).

1. Ver alineación de una estructura, si hay desviaciones, deformaciones, movimiento y su biomecánica es normal.

2. Hallar problemas secundarios a la enfermedad que puedan afectar en forma indirecta a la estructura.

3. Evaluar la capacidad residual de los sistemas o partes de los sistemas no afectados por la enfermedad.

En el examen físico el terapeuta evaluará, la piel, si hay presencia de prominencias óseas, alteraciones vasomotoras, lesiones, cicatrices o dermatitis. La sensibilidad, se evaluará si el paciente presenta alteraciones, si hay presencia de zonas anestesiadas, dolor superficial, dolor profundo. Para el sistema musculoesquelético, la unidad funcional es la articulación y sus estructuras asociadas: la membrana sinovial y la cápsula, los ligamentos y los músculos que lo rodean (Kottke y Lehmann, 2002). Al evaluar el sistema musculoesquelético determinaremos anomalías en la forma, alineación que pueden causar afecciones que afecten al paciente, en la evaluación se realizará inspección, palpación, amplitud pasiva del movimiento, estabilidad, amplitud activa de movimiento, fuerza muscular.

En la inspección, se examina la simetría de la articulación en el contorno y tamaño. En la palpación, se localiza el origen del dolor, contracturas, tumefacciones, masas óseas o derrames sinoviales. En la amplitud pasiva del movimiento, el paciente está relajado, y el terapeuta realiza el movimiento de la articulación, y determinará si hay limitaciones en el movimiento. En la estabilidad, con diferentes pruebas se evalúa si la causa del problema patológico es a causa del músculo, cápsula o ligamento. Amplitud activa de movimiento, el terapeuta solicita que el paciente realice un movimiento determinado y verifica si hay presencia de dolor al movimiento o limitación. La fuerza muscular, se determina de acuerdo al test de Daniels, que indicará el grado de fuerza muscular del paciente.

El examen Funcional Neuromuscular, define la capacidad del paciente para realizar actividades cotidianas. Determina el estado funcional del paciente. Se realiza pruebas en las que el paciente demostrará su destreza o déficit. Se evalúa equilibrio en posición sentado y de pie, traslados, capacidad de alimentación, capacidad de vestirse, capacidad de higiene personal, caminata (Kottke y Lehmann, 2002).

En el equilibrio en posición de sentado, si el paciente domina o mantiene esta posición será capaz de realizar actividades de traslado. Traslados, se evalúa desde el cambio de posición en decúbitos, prono a supino y a lateral, sentado, parado y marcha. En el equilibrio en posición de pie, es un requisito para la marcha, se evalúa el equilibrio con y sin apoyo, apoyo en una pierna y reacción de equilibrio, la dificultad o incapacidad de realizar estas pruebas sugerirá problemas a nivel vestibular que serán evaluadas por el especialista. Capacidad de alimentación, se evalúa coordinación mano boca. Capacidad de vestirse, se evalúa coordinación del paciente al vestirse. Capacidad para la higiene personal, se evalúa independencia del paciente al realizar las actividades de aseo personal, y el nivel de dificultad que tiene al realizarlos. Ambulación, se evalúa el equilibrio del paciente al estar del pie y si hay presencia de dificultades en las fases de la marcha (Bernal et al, 2006).

Para realizar la evaluación fisioterapéutica para la presente propuesta de intervención se analizó los siguientes factores: grupo etario, tipo de actividad de la vida diaria, condiciones sociales, psicológicas y físicas. Por lo tanto, al evaluar los factores se determina la aplicación de las siguientes test y evaluaciones: Test Postural, Test Daniels, Escala de Tinetti, Escala de Berg, Prueba de Balance, Prueba de Velocidad al Caminar, Prueba de Levantarse de la Silla, Escala Rosow- Breslau.

En cuanto al plan fisioterapéutico, en este apartado de la historia clínica se analizarán los datos hallados en la evaluación y determinaremos los objetivos a corto y largo plazo. Se considerará las recomendaciones dadas por el equipo interdisciplinario y las comorbilidades del paciente. Con los objetivos trazados, establecerán el número de sesiones y el tratamiento a seguir, de acuerdo a la patología y evaluación, se aplicaría medios físicos, electroterapia, cinesiterapia, manipulación instrumental. En esta propuesta de intervención se aplica tres tipos de actividades: cinesiterapia activa asistida, ejercicios de coordinación y equilibrio y circuitos.

La cinesiterapia, estará integrada de ejercicios de calentamiento, estiramiento, fortalecimiento, equilibrio y coordinación. La evaluación fisioterapéutica determinará la duración, frecuencia, ritmo de progresión e intensidad de cada ejercicio. La duración, va determinado a la condición física del paciente, puede durar entre 10 a 30 minutos. La frecuencia, se considera la rutina diaria del paciente, el nivel de actividad física y comorbilidades. En el grupo de ejercicios planteados iniciamos con una rutina de 5 minutos y fue incrementando diariamente hasta llegar a los 30 minutos de actividad. El ritmo de progresión, va acorde a las comorbilidades del paciente, estado mental y físico. Intensidad, será de manera progresiva con cinesiterapia activa asistida, a medida que el ejercicio sea dominado por el adulto mayor, pasará a cinesiterapia activa libre y terminaremos con cinesiterapia activa resistida. Al cumplir el 50% del tratamiento se debe valorar el estado del paciente y verificar si los objetivos trazados se están cumpliendo.

En observaciones y recomendaciones, se escribe las pautas y guías que se da al paciente para que pueda realizar ejercicios, el número de repeticiones y las sugerencias para que pueda realizar las actividades de la vida diaria sin dificultad.

3.4.2. Cinesiterapia

Es un eje importante para la fisioterapia, es un conjunto de técnicas y procedimientos basados en el movimiento que se aplica en la fisioterapia para el tratamiento y prevención de enfermedades que producen problemas o alteraciones en el aparato locomotor y el sistema muscular. Nos ayuda a mejorar o mantener el trofismo y la potencia muscular (Fernández y Melián, 2013).

Los objetivos de la cinesiterapia se vinculan a los objetivos trazados por el terapeuta, así nos ayuda a mejorar el esquema corporal, evitar y disminuir la retracción de músculos, tendones o ligamentos. Por otro lado, previene la rigidez articular, nos ayuda a mejorar o recuperar el movimiento articular normal. Con la aplicación de ejercicios se corrige actitudes y posturas viciosas. Al mejorar la tonificación muscular y corregir actitudes viciosas se consigue relajación y disminución del dolor (De las Peñas y Ortiz 2013).

Al aplicar la cinesiterapia como técnica de mantenimiento y prevención mejora la función muscular a la vez evita atrofia muscular, fibrosis, estasis venosa y linfática que pueden causarse por períodos de inmovilización. La cinesiterapia mejora el desenvolvimiento del adulto mayor en las actividades de la vida diaria.

La cinesiterapia aplicada con objetivos claros y de manera adecuada causa efectos de mejora en el cuerpo humano. Es así que optimiza el trabajo cardiovascular y respiratorio. Ejerce un efecto positivo a nivel psicológico, emocional y fisiológico. La estimulación del ejercicio incrementa el proceso de remodelación ósea. A su vez la aplicación de la cinesiterapia activa resistida hipertrofia fibras musculares.

Los principios básicos de la cinesiterapia nos dan las pautas esenciales al momento de realizar ejercicio.

- El residente debe estar en una posición cómoda. El terapeuta debe estar en una postura ergonómica para evitar fatiga y problemas a nivel de su columna.
- Confianza paciente-terapeuta, el paciente debe entender las pautas del ejercicio y a la vez tener confianza con el terapeuta para indicar si siente que no es tratado con respeto.
- El terapeuta debe considerar que cada paciente es único, y por ende el ejercicio debe ser esquematizado individualmente.
- Respeto por el dolor: el dolor genera fenómenos defensivos en el paciente, como el aumento de tensión muscular o compensaciones que pueden ir en contra del objetivo buscado.

- Progresión en el tratamiento: frecuencia de las sesiones, duración de los tratamientos y dosificación dentro de cada una de las movilizaciones, van acordes a la patología y mejora de cada paciente.

La cinesiterapia se clasifica en pasiva y activa. En la cinesiterapia pasiva, el terapeuta realiza el movimiento de la articulación sin que el paciente realice esfuerzo. Y, en la cinesiterapia activa, el paciente realiza el movimiento bajo las indicaciones del terapeuta, la cinesiterapia activa puede ser activa libre y activa asistida. Por otra parte, en la cinesiterapia activa libre, el paciente tiene la fuerza muscular, equilibrio y coordinación adecuado para realizar el ejercicio sin problemas. Finalmente, en la cinesiterapia activa asistida, el paciente no tiene fuerza muscular, equilibrio y coordinación adecuada y requiere apoyo del terapeuta para realizar el ejercicio.

La cinesiterapia activa, engloba varios métodos, técnicas y procesos que se aplican al usuario con una previa valoración fisioterapéutica. Uno de los métodos aplicados es de Frenklen (1946, como se citó en Kottke y Lehmann, 2002) y una serie de circuitos de entrenamiento de coordinación. El método de Frenklen se compone de ejercicios sistemáticos y graduados que se utilizan para el tratamiento de incoordinación. La aplicación de este método ayuda a la regulación voluntaria del movimiento mediante el uso de cualquier parte del mecanismo sensorial que haya permanecido intacto, generalmente los sentidos de la vista, la audición y el tacto, para compensar la pérdida de la sensación cinestésica. Sus principios son: concentración, precisión y repetición. La concentración, al realizar el ejercicio la persona no debe tener elementos distractores, sus sentidos deben estar enfocados en la acción del movimiento. La precisión, al realizar el movimiento no debe darse fallas, por tal motivo la persona no tiene límite de tiempo para efectuar el ejercicio. Las repeticiones, a mayor cantidad de repeticiones sin fallas el cerebro grabará el ejercicio, llegando a dominar el movimiento (Romero, 2016).

Su objetivo es regular el movimiento, la persona al realizar repeticiones controladas y exactas de un ejercicio lo domina, por lo que genera confianza y seguridad. La aplicación de este método es de forma progresiva va en ascenso la complejidad de los movimientos. Se inicia con repeticiones mínimas y se aplica de manera progresiva. La progresión del ejercicio debe cumplir varios parámetros: debe ser alternado la rapidez, amplitud y complejidad del ejercicio. A medida que el usuario domine el ejercicio este debe ser modificado en dificultad y no en potencia. Se iniciará con ejercicios simples de gran amplitud articular y se sustituirán con movimientos más finos y que requieran mayor precisión. Al inicio se realizará con los ojos abiertos, después se lo realiza con los ojos cerrados. El ejercicio no debe ser extenuante, no debe causar fatiga o generar un alto esfuerzo muscular.

Con la valoración inicial, el fisioterapeuta determinará el grado de incapacidad o de dificultad que tiene el usuario, y realizará un cronograma de ejercicios de reeducación. La secuencia puede ser supino a lateral, prono, sentado, parado y marcha. A medida que el usuario practique los ejercicios será fácil dominarlos. Se debe evitar que los ejercicios sean intensos que provoquen fatiga, mareo o cansancio.

Respecto a los circuitos de entrenamiento de coordinación, son un grupo de ejercicios interconectados, secuenciales, con períodos de descanso, establecidos por el terapeuta con una duración de 10 a 20 minutos que agruparán ejercicios de calentamiento, estiramiento, coordinación, equilibrio y marcha. El terapeuta debe dar seguridad, confianza y explicar de manera sencilla cada punto del circuito. Si es necesario el terapeuta realizará primero el circuito para que el adulto mayor comprenda la actividad a realizar. El terapeuta puede guiar o dar apoyo con la mano para dar seguridad al adulto mayor en la ejecución del ejercicio.

El trabajo en el circuito es de manera individualizada, la duración y modificaciones se harán acorde a las comorbilidades del paciente. El usuario al realizar el ejercicio mejoraremos su concentración, agilidad, equilibrio, estado mental y ayudaremos a que realice con mayor facilidad sus actividades de la vida diaria.

Al elegir un circuito se debe considerar el nivel de complejidad de la actividad con las pautas y tiempos específicos, el método que se va a utilizar, los objetivos a cumplirse, los recursos que se requieran, las experiencias a desarrollar mientras realizan la actividad y la evaluación al finalizar el circuito.

Para diseñar los circuitos, debemos trazar los objetivos con una finalidad concreta enfocándose en el desarrollo de la capacidad del adulto mayor. La construcción de tareas en función de su propia estructura y capacidades, se puede dividir en subtareas, estas deben relacionarse entre sí para trabajar la progresión, complejidad, incremento de elementos y duración del circuito.

Para conseguir un objetivo, es importante conocer los elementos que influyen en la realización de las tareas, los factores que afectan al adulto mayor pueden ser biológicos, psicológicos y sociales. El terapeuta evalúa los factores antes de realizar la actividad o tarea y podrá modificarlo antes de cada intervención. La modificación de las tareas debe ser compatible a los objetivos establecidos.

Cada sesión debe estar estructurada, en tres partes, la primera o preparatoria, la segunda o básica, y la tercera de relajación. La primera parte o preparatoria, se basa en la fase calentamiento y estiramientos, que preparan al cuerpo para activar el cuerpo y prepararlo para la actividad de esfuerzo, el tiempo aproximado de esta actividad es de 5 a 10 minutos. Se considera dividirlo en dos partes, el primero que es pasivo con ejercicios de respiración para oxigenar y relajar el cuerpo, la segunda parte es activa, se realiza una caminata pequeña y ejercicios de estiramiento se lo realizará de manera progresiva sin llegar a realizar el paciente un gran esfuerzo.

La segunda parte o básica, en esta fase la persona realizará su máximo esfuerzo el promedio de tiempo a usar es de 15 a 30 minutos, se debe considerar el tiempo, la velocidad, fuerza y resistencia de la actividad, dependerá de las características físicas y psicológicas y de las enfermedades que presente cada adulto mayor en la aplicación de la actividad.

La tercera fase o final, esta fase es de clama o adecuación del ejercicio para relajar y disminuir la intensidad de la actividad, esta sesión suele durar entre 5 a 10 minutos. Se aplican técnicas relajantes, ejercicios de respiración y estiramientos.

Es importante observar el comportamiento de la persona mientras realiza el ejercicio, se suspenderá o se realizará períodos de descanso si hay presencia de mareo, taquicardia, fatiga, disnea o cansancio. Al trabajar con adultos mayores los circuitos de coordinación, el terapeuta debe considerar que se deben hacer modificaciones mientras se realiza la serie de ejercicios, para evitar frustración o períodos de ansiedad en el paciente. La complejidad del ejercicio debe ir de menor a mayor, el terapeuta no puede dejar al paciente que realice solo el ejercicio y debe estar a lado guiando y alerta ante una pérdida de equilibrio que puede causar una caída (García, 2013).

En fisioterapia, la cinesiterapia apropiada para personas de edad avanzada va acorde a la capacidad aeróbica y los antecedentes clínicos de este grupo etario. Un programa de cinesiterapia para personas adulto mayores debe considerar que tenga períodos cortos de ejercicio alternado con pausas regulares de reposos, es importante realizar ejercicios en los que intervengan la mayor cantidad de grupos musculares con un mínimo esfuerzo. Para facilitar el aprendizaje, el recuerdo y la ejecución es preciso evitar las actividades complicadas (Kottke y Lehmann, 2002).

Las principales ventajas de la actividad física en edades avanzadas (Gobierno de España, 2011) son:

- Con el estímulo de la actividad física mejora y conserva el trofismo muscular y la densidad mineral ósea, previniendo atrofia muscular por desuso y la osteoporosis.
- Incrementa la capacidad aeróbica al esfuerzo y mejora la calidad de vida.
- Reduce el riesgo de padecer enfermedades cardiovasculares. A la vez disminuye el riesgo de problemas cardiovasculares ocasionados por el tabaquismo o la hipercolesterolemia.
- Mejora al equilibrio hidrosalino con lo que se previene enfermedades como la diabetes mellitus y la obesidad.
- Ayuda a la relajación y eliminación de toxinas, por lo que reduce problemas de ansiedad, depresión. Mejorando la actividad mental.
- Colabora en los procesos de fisioterapia, ejerciendo un elemento positivo en la rehabilitación articular, respiratoria, traumatológica, vascular, post quirúrgica.

En el estudio de ejercicio físico para la prevención y tratamiento del Alzheimer realizado por De la rosa et al, (2020), concluyen que al promover cambios en el estilo de vida en las etapas de la enfermedad presintomática y con predemencia puede tener el potencial de retrasar un tercio de las demencias en todo el mundo.

Por otro lado el estudio realizado por Hortobágyi et al. (2021) indica que el aumento del rendimiento motor suele ir acompañado de adaptaciones neuroplásticas en el sistema nervioso central para la mejora en la función del adulto mayor. Recomienda un análisis sistemático con nuevos enfoques para corroborar la relevancia funcional de la neuroplasticidad inducida por el entrenamiento de resistencia.

3.4.3 Fisioterapia desde la ACP

Como profesionales en el área de salud al entablar relación con el adulto mayor estamos capacitados para satisfacer las necesidades básicas de la persona, están englobadas en las 5 necesidades básicas, el confort, identidad, apego, ocupación, inclusión. Confort, está relacionado con establecer una relación de calidez, el respeto y preocupación sobre el adulto mayor. Identidad, saber su historia, sus preferencias sus disgustos, sentimientos y pensamientos. Apego, al realizar el tratamiento desarrollamos vínculos o compromisos con el usuario. Ocupación, al realizar el tratamiento y mientras se realizan la cinesiterapia se debe procurar hacer sentir útil y activo al usuario. Inclusión, si es factible realizar actividades grupales una vez por semana para que los usuarios se sientan parte de una comunidad (Moreno, 2017).

El enfoque de la fisioterapia basado en el MACP debe tener varias pautas:
- Las sesiones de fisioterapia deben ser individuales y guiadas por el terapeuta, se considera a la persona como un ser único e irrepetible por lo tanto la atención se basa en satisfacer las necesidades particulares del usuario.
- Los adultos mayores con antecedentes de demencia, deben ser tratados con respeto. Es importante indagar sobre su historia de vida con la

familia y el equipo interdisciplinario que lo cuida, de esta manera se tendrá un enfoque global sobre sus problemas de salud.

- Al ser cada persona un ser único e irrepetible, es necesario con la evaluación fisioterapéutica realizar un cronograma de terapia apropiado a las necesidades, requerimientos y limitaciones de cada usuario.
- Establecido el cronograma de fisioterapia se debe socializar con el adulto mayor para que ejerza su opinión o modificaciones sobre el programa de ejercicios.
- Al realizar la intervención terapéutica es importante considerar las recomendaciones del equipo interdisciplinario.
- Una a dos veces por semana se incluye música del agrado del usuario para realizar la terapia.
- Dar las recomendaciones y pautas para realizar las rutinas al cuidador o auxiliar del centro geriátrico.

El programa de 9 semanas de entrenamiento aeróbico y de fuerza mejora la función cognitiva y motora en pacientes con demencia de Bossers (2015) mostró que la comparación con un grupo de control sin ejercicio, una combinación de entrenamiento aeróbico y de fuerza es más eficaz que el entrenamiento solo aeróbico para ralentizar el deterioro cognitivo y motor en pacientes con demencia. No se encontraron efectos mediadores entre las mejoras en la función cognitiva a través de la función motora mejorada.

El ensayo de demencia y actividad física de entrenamiento con ejercicios de intensidad moderada a alta para personas con demencia de Lamb et al. (2018) mostró un programa de entrenamiento de ejercicios aeróbicos y de fuerza de intensidad moderada a alta no ralentiza el deterioro cognitivo en personas con demencia leve a moderada. El programa de entrenamiento con ejercicios mejoró la aptitud física, pero no hubo mejoras notables en otros resultados clínicos.

Por otra parte, en el estudio realizado por Morris et al. (2017) que se basa en el ejercicio aeróbico para la enfermedad de Alzheimer: un ensayo piloto controlado aleatorio realizado de mostró que el ejercicio aeróbico en la enfermedad de Alzheimer temprana se asocia con beneficios en la capacidad funcional. Las ganancias relacionadas con el ejercicio en la aptitud cardiorrespiratoria se asociaron con un mejor rendimiento de la memoria y una reducción de la atrofia del hipocampo, lo que sugiere que las ganancias en la aptitud cardiorrespiratoria pueden ser importantes para generar beneficios cerebrales.

Otra intervención es la de Asmidawati et al. (2014) se basa en el ejercicio en el hogar para mejorar el rendimiento de giro y movilidad entre adultos mayores que viven en la comunidad: protocolo para un ensayo controlado aleatorio, mostró los resultados de este estudio proporcionarán información útil para los médicos sobre los tipos de ejercicios para mejorar la capacidad de giro en las personas mayores con mayor riesgo de caídas y la eficacia de estos ejercicios para mejorar los resultados. Dada la importancia del equilibrio para la independencia y la seguridad de las personas mayores, y el efecto negativo de la edad y los problemas de salud sobre la capacidad de equilibrio, el ejercicio ha sido una intervención ampliamente investigada para mejorar el equilibrio y reducir el riesgo de caídas. Una revisión Cochrane informó que el ejercicio grupal de componentes múltiples, que generalmente incluye entrenamiento de resistencia y equilibrio, redujo la tasa de caídas en un 22% y el riesgo de caídas en un 17% en adultos de 60 años o más.

4. Objetivos

4.1. Objetivo General

Diseñar una propuesta de intervención fisioterapéutica en personas mayores de centros geriátricos basada en el MACP.

4.2. Objetivos Específicos

- Realizar un esquema de cuidados y comorbilidades a partir de la historia clínica de la persona.
- Conocer historia de vida de la persona y sus preferencias
- Conocer aspectos relevantes del residente a través de sus familiares
- Analizar con el equipo interdisciplinar las historias de vida
- Diseñar sesiones de fisioterapia personalizadas
- Aplicar las sesiones personalizadas en el centro
- Valorar los resultados de la experiencia

5. Metodología

5.1 . Tipo de estudio

El presente trabajo, es una propuesta de intervención para personas adultas mayores residentes en Centros Geriátricos basada en los principios del MACP.

Se parte del análisis de la bibliografía relacionada con la ACP y la fisioterapia para la elaboración del programa. Y se plantea su aplicación en un centro residencial para personas mayores. Se requiere de la colaboración del equipo interdisciplinar del centro para recabar datos que ayuden a adaptar una historia clínica fisioterapéutica y realizar un cronograma de cinesiterapia para cada persona. Y, mediante el uso de entrevistas semiestructuradas, se recogerán datos autobiográficos relevantes de los residentes para realizar una historia de vida.

5.2 Participantes

La intervención está destinada a personas mayores residentes en Centros Geriátricos. Principalmente, se encamina al trabajo con residentes con demencia y problemas de equilibrio y coordinación. Aunque está abierto a residentes sin deterioro cognitivo significativo que requieran atención en el Servicio de Fisioterapia. Quedan excluidas de la intervención las personas que no deseen participar y los residentes cuyos cuidadores no deseen que participen, y no firmen el consentimiento informado.

El diseño se aplica en una muestra de 6 residentes de un centro geriátrico de Ecuador, de la provincia de Pichincha, cantón Sangolquí.

5.3   Características del centro

Oasis de Plata es un Club Residencial para el adulto mayor es el centro donde se han realizado las prácticas del Máster Universitario en Gerontología y Atención Centrada en la Persona de la Universidad Internacional de Valencia. Su misión es compartir y renacer junto a los adultos mayores y su sabiduría, armonizar nuestras vidas mediante la recreación y la reactivación de las emociones y sensaciones. Su visión, es la de ser un centro de atención y cuidado a los adultos mayores para alcanzar la armonía de vida, a través de un espacio de integración, recreación e interacción.

En cuanto a sus instalaciones, el centro es una casa de 2 pisos con habitaciones con baño individuales para los 6 adultos mayores, tiene una sala de estar 1 baño social, un comedor, una cocina, un área de descanso donde toman el sol por las mañanas, y espacio verde donde pueden caminar, además tiene árboles frutales, canarios y conejos. El centro ofrece servicios de cuidado diario, cuidado permanente y cuidado temporal.

5.4. Materiales-Instrumentos

5.4.1 Historia clínica

La historia clínica del residente aportó la información del estado de salud y psicológico, las recomendaciones del equipo interdisciplinario, las indicaciones farmacológicas, la valoración fisioterapéutica. Esta información nos indicó las fortalezas y limitaciones del residente para realizar un esquema individual de intervención fisioterapéutica basada en el modelo de Atención Centrada en la Persona.

En la evaluación fisioterapéutica propuesta para este estudio se determina los siguientes test y evaluaciones:

- Test Postural (Mantilla, 2018) permite medir la postura de nuestro cuerpo. Nos ayuda a detectar cualquier deformidad en el cuerpo. Se evalúa la vista anterior, posterior y lateral.
- Test Daniels (1946, como se citó en Kottke y Lehmann, 2002) permite medir la fuerza muscular, por grupos musculares e individualmente, determinando una escala en grados que va de 0 a 5, donde grado 0 es ausencia de contracción muscular y no hay movimiento articular y grado 5 hay contracción muscular venciendo resistencia y completa rango articular.
- Escala de Tinetti (1986, como se citó en Mantilla, 2018), permite evaluar la capacidad y equilibrio en la marcha de una persona y determinar el riesgo que presenta de sufrir una caída.
- Escala de Berg (1992, como se citó en Mantilla, 2018), Se emplea para medir la capacidad del paciente para sentarse, mantenerse en pie, extender los brazos sin perder el equilibrio, mantenerse sobre una sola pierna y girar.
- Prueba de Balance (Mantilla, 2018), consiste en evaluar y cronometrar la capacidad del paciente de pararse en diferentes posiciones: con los pies cada uno al lado del otro, en posición semitándem y en tándem; si el paciente es capaz de mantener la posición por al menos 10 segundos, no tiene problemas de equilibrio.

- Prueba de velocidad al caminar (Kottke y Lehmann, 2002), en la distancia de 4 metros se pide al paciente que camine y se cronometra el tiempo que se demora en completar la distancia.

- Prueba de levantarse de la silla (Mantilla, 2018), al paciente sentado se pide que se ponga de pie con los brazos doblados sobre su pecho. Si el paciente es capaz de realizarlo debe realizar 5 repeticiones del ejercicio se toma el tiempo que tarda en realizarlo.

- Escala Rosow-Breslau (1966, como se citó en Mantilla, 2018), consta de varios ítems, pero nos basamos en el de movilidad, en el que valoramos caminata, actividades en casa y subir y bajar las escaleras.

Aplicadas las diferentes valoraciones a cada usuario, se determina los objetivos a corto y largo plazo, para realizar el plan de tratamiento.

El plan de tratamiento fue aplicado de manera individual, con un tiempo aproximado de 20 a 30 minutos por usuario. Se realizó evaluaciones cada 3 días para determinar la evolución de la aplicación de la cinesiterapia en los adultos mayores.

5.4.2. Entrevista semiestructurada al residente

Las entrevistas se realizaron aleatoriamente y de manera individual a cada residente. El esquema de preguntas:

- Como le gusta que lo llamen.
- El tiempo de estancia en el centro.

- Las actividades que realizaba en sus horas de descanso, antes de ingresar al Centro.
- La actividad laboral, el horario de oficina o las actividades que realizaba en casa.
- Los hobbies y si tenía afición por algún deporte.
- Enfermedades que padece, cirugías realizadas.
- Si padece problemas de visión o auditivos. Si utiliza elementos de apoyo (gafas o audífonos)
- Si tiene conocimiento sobre su estado de salud actual.
- Las dificultades para realizar las AVD en el Centro.
- Las actividades que le gusta participar.
- Las actividades que no son de su agrado.
- Presencia de dificultades al caminar o actividades de terapia ocupacional.
- La música que le gusta, para escuchar o realizar actividades.
- Las actividades que desearía que incrementen en el Centro o que le gustaría realizar.
- Prefiere realizar la actividad solo o en grupo.

5.4.3. Entrevista al equipo interdisciplinario

Al realizar un diálogo con el equipo interdisciplinario, se logró una visión global del residente, y de acuerdo a cada especialidad, se obtuvo un enfoque y recomendaciones para un resultado positivo en la intervención. El esquema de preguntas a cada uno de los integrantes del equipo interdisciplinario se basó:

- En el campo o especialidad que se desenvuelve.

- Tiempo de trabajo en el Centro Gerontológico.

- Diagnóstico y medicación aplicada a cada uno de los usuarios.

- Recomendaciones sobre los cuidados y trabajo en cada adulto mayor.

- Cada cuanto realiza un chequeo o intervención con los adultos mayores.

- Los logros obtenidos en su intervención y experiencias con los residentes.

- Semanalmente se realiza un diálogo con el equipo interdisciplinario para conocer las novedades del estado de salud y psicológico de los residentes.

5.4.4. Historia de vida

Es importante reconocer al residente como una persona única, independiente con un pasado con vivencias, alegrías, recuerdos, hobbies y tristezas, por tal motivo se recomendó al Centro Geriátrico crear un documento con la Historia de Vida del residente. En la entrevista con el residente, se desarrolló el diálogo sobre remembranzas y experiencias.

Para el implemento de la historia de vida en los residentes, se hicieron varias entrevistas durante el período de prácticas, estas conversaciones las realizamos mientras caminábamos por el jardín o cuando las personas tomaban sol por la mañana, se recalca que las entrevistas fueron individuales, con discreción, estricta confidencialidad, respetando el espacio y con el debido cuidado ante la complejidad de las respuestas.

Las preguntas generadas a los usuarios y cuidadores fueron:

- Información familiar: lugar de nacimiento, padres, hermanos, tíos, primos
- Información niñez: donde creció, recuerdos de niño, si realizaba travesuras, el nombre de sus amigos, relación de sus padres.
- Información académica: donde cursó sus estudios, escuela, colegio, universidad, experiencias, recuerdos académicos, mejores amigos.
- Información: hobbies, viajes, recuerdos, amigos, alegrías y tristezas, experiencias de su juventud y madurez.
- Información de pareja; si se casó, con quien se casó, como lo conoció, tuvo hijos, nietos, nombres, experiencias, vivencias, recuerdos.
- Música y deportes: si le gusta o no, deporte que practicaba, que música le gusta, si baila o no. Música que le trae recuerdos.
- Qué proyectos tiene en su vida, como se siente actualmente

5.4   Procedimiento de recogida de datos

Con el objetivo de realizar una historia clínica fisioterapéutica, se incluyeron las recomendaciones del personal del centro gerontológico y datos relevantes de la historia de vida de cada usuario. A partir de esta evaluación se trazó un objetivo fisioterapéutico por cada paciente y de acuerdo a ello se realizó un programa de ejercicios de coordinación y equilibrio.

Antes de recoger los datos, se solicitó un consentimiento recolección de información al Centro Gerontológico (Anexo 1.) y otro para los familiares o representantes de los usuarios (Anexo 2.) para que aprobaran la participación del usuario en la presente propuesta de intervención. Historia Clínica Fisioterapéutica (Anexo 3.). Se realizaron entrevistas con el equipo interdisciplinario del Centro gerontológico, y se procedió a la realización de las entrevistas con los residentes. Una vez codificada la información de la historia clínica Fisioterapéutica, se marcaron los objetivos de tratamiento para cada residente.

Se dividió en 6 sesiones la recolección de información, la primera sesión se dialogó con el equipo interdisciplinario y se envió el consentimiento informado a los familiares y la autorización de recolección de datos al Centro gerontológico, en la segunda sesión se realizó la primera entrevista y anamnesis a cada usuario y la revisión de la historia clínica, la tercera sesión se procedió a realizar el test postural, la cuarta sesión se realizó el test de Daniels, escala de Tinetti se realiza la segunda entrevista con los usuarios para diálogo sobre su vida personal y laboral, la quinta sesión se realiza pruebas de equilibrio y coordinación, sexta sesión se realiza la tercera entrevista con el usuario sobre las experiencias de su vida y proyectos a corto o largo plazo, se realiza la evaluación de la información recolectada en las pruebas a los usuarios y se determina objetivos y tratamiento, a partir de la séptima sesión se realiza ejercicios de equilibrio y coordinación, circuitos y se dialoga con el usuario sobre sus gustos y preferencias.

5.5 Planificación de la intervención

La intervención está diseñada para realizarse en 2 meses con sesiones diarias de lunes a viernes con una duración de 30 minutos cada intervención al residente.

Durante el primer mes, y medio se reúnen los consentimientos informados, se realiza la recogida de información, y se diseñan las sesiones. En la segunda quincena del segundo mes, se aplicarían las sesiones diseñadas para cada residente. Pero, por confinamientos y restricciones derivadas de la pandemia, la intervención se aplicará solamente durante dos semanas. Aunque es un breve espacio de tiempo, se espera recoger feedback para mejorar el presente diseño.

El programa se dividirá en: ejercicios de fortalecimiento 2 veces por semana, ejercicios de coordinación 2 veces por semana, una vez a la semana se realizará caminata de 20 minutos con cada residente para realizar la entrevista sobre la historia de vida escuchando la música que sea de su agrado. Cada sesión se planificará de acuerdo al estado emocional, salud y psicológico del paciente.

- OBJETIVO: Mejorar la fuerza muscular y coordinación en la marcha.

Se recomienda realizar la terapia por 2 meses y se dividirá en:

- Ejercicios de fortalecimiento 2 veces por semana.
- Ejercicios de coordinación 2 veces por semana.

Una vez a la semana se realizará caminata de 20 minutos con cada residente para realizar la entrevista sobre la historia de vida.

La duración de cada intervención será de media hora.

Cada sesión se planificará de acuerdo al estado emocional, salud y psicológico del paciente.

5.6.1. Distribución de los ejercicios por día y semana

SEMANA 1

<u>Día 1:</u> Los ejercicios se realizarán en posición sentada.

- Ejercicios de relajación, respiración profunda con movimientos de brazos.
- Ejercicios de miembros superiores (hombro, codo, muñeca y dedos) 10 repeticiones
- Ejercicios de miembros inferiores (cadera, rodilla, tobillo y dedos) 10 repeticiones

<u>Día 2:</u> Los ejercicios se realizarán en posición sentada.

- Ejercicios de relajación, respiración profunda con movimientos de brazos.
- Se realiza el primer circuito:
- Rompecabezas: armar un rompecabezas de 4 piezas
- Traslado: dos cubetas uno con pelotas y el otro vacío, colocar las pelotas de una cubeta a otra.
- Pararse y sentarse 4 veces seguidas

<u>Día 3:</u> Realizar una caminata de 5 minutos seguidos

<u>Día 4:</u> Los ejercicios se realizarán en posición sentada.

- Ejercicios de relajación, respiración profunda con movimientos de brazos.
- Ejercicios de miembros superiores (hombro, codo, muñeca y dedos) 10 repeticiones
- Ejercicios de miembros inferiores (cadera, rodilla, tobillo y dedos) 10 repeticiones

<u>Día 5</u>: Los ejercicios se realizarán en posición sentada y parada.

- Ejercicios de relajación, respiración profunda con movimientos de brazos.
- Se realiza el primer circuito:
- Argollas: las argollas colocadas en un pedestal, retirarlas con la mano derecha colocar sobre la mesa y volverlas a colocar con la mano izquierda.
- Traslado: dos cubetas uno con pelotas y el otro vacío, cada cubeta debe estar en una mesa distinta, el residente debe pararse y llevar la pelota de una cubeta a otra.
- Caminar en el puesto por 5 minutos seguidos.

SEMANA 2

<u>Día 1</u>: Los ejercicios se realizarán en posición parada.

- Ejercicios de relajación, respiración profunda con movimientos de brazos.
- Ejercicios de miembros superiores (hombro, codo, muñeca y dedos) 10 repeticiones.
- Ejercicios de miembros inferiores (cadera, rodilla, tobillo y dedos) 10 repeticiones. Caminata por 5 minutos seguido.

<u>Día 2</u>: Ejercicios de relajación, respiración profunda con movimientos de brazos.

Se realiza el circuito:

- Distancia de 2 metros señalado con un cono y se realizará 2 repeticiones cada uno, se procederá a los siguientes ejercicios:

- Caminar con apoyo del terapeuta y regresar de espaldas a la posición inicial.
- Colocarse en posición lateral y caminar de lado ida y vuelta
- Pararse de puntillas 10 veces
- Pararse de talones 10 veces

<u>Día 3:</u> Realizar una caminata de 10 minutos seguidos, escuchando música del agrado del residente.

<u>Día 4:</u> Los ejercicios se realizarán en posición parada.

- Ejercicios de relajación, respiración profunda con movimientos de brazos.
- Ejercicios de miembros superiores (hombro, codo, muñeca y dedos) 10 repeticiones.
- Ejercicios de miembros inferiores (cadera, rodilla, tobillo y dedos) 10 repeticiones.   Caminata por 5 minutos seguidos.

Paciente sentado con una pelota mediana realizará 6 repeticiones los siguientes ejercicios:

- Pasar la pelota de una mano a la otra por detrás de la espalda.
- Pasar la pelota de una mano a la otra por encima de la cabeza.
- Con la pelota topar cada uno de la punta de los pies.

<u>Día 5:</u> Ejercicios de relajación, respiración profunda con movimientos de brazos.

- Se realiza con la canción de agrado del residente los siguientes movimientos:
- Seis pasos hacia adelante, seis pasos hacia atrás 5 repeticiones
- Dos pasos laterales a la izquierda, dos pasos laterales a la derecha, 10 repeticiones.
- Caminar en el puesto, 30 segundos. Este circuito se repetirá mientras dure la canción.

SEMANA 3

<u>Día 1:</u> Los ejercicios se realizarán en posición parada.

- Ejercicios de relajación, respiración profunda con movimientos de brazos.
- Ejercicios de miembros superiores (hombro, codo, muñeca y dedos) 10 repeticiones.
- Ejercicios de miembros inferiores (cadera, rodilla, tobillo y dedos) 10 repeticiones.
- Caminata por 10 minutos seguidos.
- Paciente sentado con una pelota mediana realizará 6 repeticiones los siguientes ejercicios:
- Pasar la pelota de una mano a la otra por detrás de la espalda.
- Pasar la pelota de una mano a la otra por encima de la cabeza.
- Con la pelota topar cada uno de la punta de los pies.

<u>Día 2:</u> Ejercicios de relajación, respiración profunda con movimientos de brazos.

Se realiza el circuito:

- Distancia de 3 metros señalado con un cono0 y se realizará 2 repeticiones cada uno, se procederá a los siguientes ejercicios:
- Caminar con apoyo del terapeuta y regresar de espaldas a la posición inicial.
- Colocarse en posición lateral y caminar de lado ida y vuelta
- Pararse de puntillas 10 veces
- Pararse de talones 10 veces
- Caminar en zigzag dos veces.

<u>Día 3:</u> Realizar una caminata de 20 minutos seguidos, escuchando música del agrado del residente y a la vez dialogar sobre los recuerdos del residente.

<u>Día 4:</u> Los ejercicios se realizarán en posición parada.

- Ejercicios de relajación, respiración profunda con movimientos de brazos.
- Ejercicios de miembros superiores (hombro, codo, muñeca y dedos) 10 repeticiones.
- Ejercicios de miembros inferiores (cadera, rodilla, tobillo y dedos) 10 repeticiones.   Caminata por 10 minutos seguido, se incluirá una caminata en zigzag una distancia de 2 metros.
- Pararse de puntillas 10 veces
- Pararse de talones 10 veces
- Caminar en zigzag dos veces.

<u>Día 5:</u> Ejercicios de relajación, respiración profunda con movimientos de brazos.

Paciente sentado con una pelota mediana realizará 6 repeticiones los siguientes ejercicios:

- Pasar la pelota de una mano a la otra por detrás de la espalda.
- Pasar la pelota de una mano a la otra por encima de la cabeza.
- Con la pelota topar cada uno de la punta de los pies.

El circuito a realizar comprenderá en 3 fases y se realizará 2 repeticiones:

- Fase I: caminata zigzag distancia 2 metros
- Fase II: lanzar una pelota y derribar los bolos que están a 2 metros de distancia
- Fase III: 2 cubetas, una con pelotas y una vacía, trasladar las pelotas de una cubeta a otra.

SEMANA 4

<u>Día 1:</u> Los ejercicios se realizarán en posición parada.

- Ejercicios de relajación, respiración profunda con movimientos de brazos.
- Ejercicios de miembros superiores (hombro, codo, muñeca y dedos) 10 repeticiones.
- Ejercicios de miembros inferiores (cadera, rodilla, tobillo y dedos) 10 repeticiones.

Paciente sentado con una pelota mediana realizará 6 repeticiones los siguientes ejercicios:

- Pasar la pelota de una mano a la otra por detrás de la espalda.
- Pasar la pelota de una mano a la otra por encima de la cabeza.
- Con la pelota topar cada uno de la punta de los pies.
- Caminata por 15 minutos seguidos.

<u>Día 2:</u> Ejercicios de relajación, respiración profunda con movimientos de brazos.

Se realiza el circuito:

- Distancia de 3 metros señalado con un cono y se realizará 2 repeticiones cada uno, se procederá a los siguientes ejercicios:
- Caminar con apoyo del terapeuta y regresar de espaldas a la posición inicial.
- Colocarse en posición lateral y caminar de lado ida y vuelta
- Pararse de puntillas 10 veces
- Pararse de talones 10 veces
- Caminar en zigzag tres veces.

<u>Día 3:</u> Realizar una caminata de 20 minutos seguidos, escuchando música del agrado del residente y a la vez dialogar sobre los recuerdos del residente.

<u>Día 4:</u> Los ejercicios se realizarán en posición parada.

- Ejercicios de relajación, respiración profunda con movimientos de brazos.
- Ejercicios de miembros superiores (hombro, codo, muñeca y dedos) 10 repeticiones.

- Ejercicios de miembros inferiores (cadera, rodilla, tobillo y dedos) 10 repeticiones.   Caminata por 10 minutos seguido, se incluirá una caminata en zigzag una distancia de 2 metros.
- Pararse de puntillas 10 veces
- Pararse de talones 10 veces.

<u>Día 5:</u> Ejercicios de relajación, respiración profunda con movimientos de brazos.

- Paciente sentado con una pelota mediana realizará 6 repeticiones los siguientes ejercicios:
- Pasar la pelota de una mano a la otra por detrás de la espalda.
- Pasar la pelota de una mano a la otra por encima de la cabeza.
- Con la pelota topar cada uno de la punta de los pies.

El circuito a realizar comprenderá en 4 fases y se realizará 2 repeticiones:

- Fase I: caminata zigzag distancia 2 metros, luego una distancia de un metro caminará de espaldas, ayudado por el terapeuta.
- Fase II: patear una pelota
- Fase III: 2 cubetas, una con pelotas y una vacía, con una distancia de separación de 2 metros, lanzar las pelotas de una cubeta a otra.

6 Resultados

La presente propuesta de intervención se dividió en dos partes, la primera que tuvo una duración de 2 meses con entrevistas una vez por semana, las actividades fueron la recolección de información para el desarrollo de la Historia Clínica

Fisioterapéutica basada en el MACP, la Historia de Vida y la planificación del tratamiento para cada residente, la segunda parte se la realizó por un lapso de dos semanas de lunes a viernes con la aplicación del tratamiento fisioterapéutico a cada residente. El tiempo de aplicación fue más breve de lo previsto debido a cambios consecuentes a la situación del confinamiento por la pandemia. No obstante, se pudo observar en los residentes una mejora de la fuerza muscular y la coordinación al realizar actividades. A su vez, una mejor predisposición para realizar los ejercicios, con un estado de ánimo adecuado.

Hubo una excepción. Un usuario que por su deterioro cognitivo acelerado por el Alzheimer que estuvo con problemas de ansiedad y pérdida de coordinación ojo mano, no realizó un progreso adecuado al realizar los ejercicios. Sin embargo, con él se realizó caminatas de 20 minutos, con guía del terapeuta, ejecutando ejercicios de coordinación en marcha (caminata hacia adelante y atrás y en zigzag).

A pesar que el tiempo recomendado para la recolección de información para realizar una historia de vida es de aproximadamente 6 meses, en el corto período se recolectó información relevante plasmada en la historia clínica del usuario. El tiempo fue corto pero el haber trabajado en fisioterapia con ejercicios, juegos, circuitos, fue un apoyo para que los usuarios tengan confianza en conversar sobre detalles de su vida; la imagen del terapeuta se modificó, no era el profesional que realiza una intervención, era un compañero de residencia con el que compartían un momento agradable mientras se ejercitaban y dialogaban.

Al realizar la fisioterapia con el enfoque MACP, el diálogo terapeuta paciente, se modificó a diálogo de compañeros de residencia, se mantiene la jerarquía, pero es un trato horizontal, el usuario tiene la confianza de proponer cambios en su tratamiento. Como profesional de la salud la visión de trabajo se modificó, al conocer detalles importantes de la vida de las personas, se puede abordar el tratamiento con un enfoque distinto, asertivo y global, haciendo que el usuario a pesar de sus problemas de demencia o depresión sean más receptivos, sociables y con predisposición positiva al realizar tratamiento.

La historia de vida queda marcada en la memoria del profesional, al entender que detrás de una mirada perdida hay una persona que vivió experiencias, fue un eje para una familia, marcó la vida de otras personas, fue un hijo, tío o un padre amoroso, en sus años dorados requiere de asistencia médica y cuidados especiales. Al culminar el estudio falleció uno de los usuarios, para su familia fue un grato recuerdo tener plasmada la historia de vida de alguien tan querido.

A continuación, detallo un extracto de cada historia de vida realizada:

"Betty….Pensé en hacerme religiosa pero me decidí en ingresar a la orden cuando tenía 40 años y me dijeron que era muy tarde. Pero siempre asistía todos los domingos a la oración y a la hora santa los jueves con las hermanas de OSCUS. Me gusta mucho rezar, y la vida religiosa por eso nunca pensé en casarme."

"Carlos…. Vivimos siempre en familia, me gustaba jugar solo, cogía lombrices y las colocaba en un frasco con agua, conversaba con las hormigas, jugaba

fútbol y canicas. Me encantaba cantar música religiosa con mi mamá y tocar el piano especialmente la canción ¡Ya no he de volver ¡Me gusta escribir poemas, cuentos relatos, algunos se han publicado en la Casa de la Cultura ¨La música¨ creada en 1975 y ¨Musgo y Guarida¨ que se publicó en 1983"

"Lidia… Tengo varios problemas de salud; por mi cadera izquierda no puedo caminar y me movilizan en una silla de ruedas, mis pulmones son delicados y me cuidan del frío, me puedo comunicar poco, pero con mi mirada estoy atenta de todo lo que pasa a mi alrededor. A veces mi mirada se pierde en el horizonte, recuerdo mi vida, me pongo nostálgica y lloro"

"Lupita…Me vestía muy elegante y utilizaba tacos altos, me encanta bailar y escuchar pasillos especialmente Julio Jaramillo,…A pesar de mi deterioro cognitivo y mi dolor de rodillas, me gusta pintar, hacer manualidades, y ejercicio. Y cuando puedo bailar lo hago con gusto. Siempre recuerdo a mi mamá y la nombro permanentemente."

"Pedro….Viaje a la Habana y me gusta hablar del comandante Che Guevara, tengo una gorra verde con una estrella roja que me recuerda a él. Tuve una decepción amorosa muy fuerte que me generó una gran depresión y poco a poco se fue presentando en mí el Alzheimer. Mi vida es tranquila pero mis pensamientos se entrecruzan en mi cabeza, y no recuerdo muchas cosas."

"Ruth…Me encantaba pasar en casa, aprendí a tocar el piano a los seis años la canción que me encantaba era Lluvia de Rosas, me gusta la música clásica. Mi tía Marujita Ortiz quien era soltera me mimaba y compraba telas muy bonitas

para que mi Mamá me confeccione hermosos vestidos. En retrospectiva mi vida fue muy bella, mi pasión era mi trabajo y creo que eso fue causa de problemas con mi esposo."

7.1. Alcance de los resultados

A pesar del corto período de aplicación, se evidenció mejoras en la fuerza muscular y coordinación al realizar sus actividades diarias. Esta experiencia podría realizarse durante más tiempo y exportarse a otros centros y a otros contextos porque puede resultar beneficiosa para la calidad de vida de las personas mayores.

La visión, fundamentos del MACP aplicado a la fisioterapia ha dado un enfoque individual considerando a la persona como un ser único, autónomo, integral. A pesar del corto tiempo en el que se aplicó el programa se evidenció un cambio en la actitud de los usuarios hacia el tratamiento, a la vez de la personificación de la terapia realizada a cada usuario. El realizar una aplicación del decálogo de ACP, es un enfoque de cambio de visión en el área de la salud, que logrará cambios significativos y una mejor respuesta por parte del usuario a los tratamientos.

En el área personal, el aplicar ACP en la práctica de la fisioterapia, modifica el enfoque en la evaluación al usuario, en pautar los objetivos de tratamiento considerando las expectativas, miedos, hobbies y actividades cosas que no son del agrado del usuario, al considerar las observaciones del usuario y plantear un tratamiento individual, el resultado fue positivo a pesar del poco tiempo de aplicación. Esta propuesta de intervención en el campo de la fisioterapia con un enfoque en MACP, puede servir como un inicio para realizar una atención fisioterapéutica más cercana y eficaz, con el objetivo de optimizar tratamientos y enfocarnos en la persona como un ser único.

El corto período de aplicación dio resultados positivos, pero se mejoraría el programa si se realiza en un período mayor a 9 semanas como fue la intervención realizada por Bossers (2015) mostró que la comparación con un grupo de control sin ejercicio, una combinación de entrenamiento aeróbico y de fuerza es más eficaz que el entrenamiento solo aeróbico para ralentizar el deterioro cognitivo y motor en pacientes con demencia. Por otra parte, el ensayo realizado por Lamb et al. (2018) mostró que el programa de entrenamiento con ejercicios mejoró la aptitud física, pero no hubo mejoras notables en otros resultados clínicos.

Otro estudio interesante fue el de Morris et al. (2017), que mostró que el ejercicio aeróbico en la enfermedad de Alzheimer temprana se asocia con beneficios en la capacidad funcional. Las ganancias relacionadas con el ejercicio en la aptitud cardiorrespiratoria se asociaron con un mejor rendimiento de la memoria y una reducción de la atrofia del hipocampo, lo que sugiere que las ganancias en la aptitud cardiorrespiratoria pueden ser importantes para generar beneficios cerebrales. Asmidawati et al. (2014), por su parte, realizan una revisión Cochrane e informan que el ejercicio grupal de componentes múltiples, que generalmente incluye entrenamiento de resistencia y equilibrio, redujo la tasa de caídas en un 22% y el riesgo de caídas en un 17% en adultos de 60 años o más.

Guzmán et al. (2016), por su parte, realizan un estudio cuantitativo con diseño cuasi-experimental, a partir de la comparación de los resultados obtenidos al inicio y al final del periodo de estudio, se determinó que el grupo poblacional de Adultos Mayores institucionalizados con dependencia física leve y ausencia de deterioro cognitivo presentó una disminución en ambas condiciones después de participar en el programa implementado. La capacidad de independencia se alcanzó después de 10 meses de actividades físico-recreativas, que fue el tiempo de duración de la intervención.

7.2. Limitaciones y propuestas de mejora

Las restricciones y confinamiento por la pandemia realizados por el Comité Operaciones de Emergencia Nacional (Gobierno de Ecuador) limitó el período de aplicación de la propuesta.

El deterioro cognitivo por situaciones de salud, que generan estados de ansiedad y pérdida de coordinación es un limitante para la aplicación del programa.

No se cumple estrictamente el programa de ejercicios, a causa de las variaciones del estado emocional, cognitivo, salud y psicológico de cada residente en su aplicación.

Como punto a mejorar, se destaca el capacitar al personal de enfermería para la colaboración en la independencia de las actividades de cada residente.

7.3. Líneas futuras

Ampliar esta intervención fisioterapéutica a un programa de fisioterapia completo basado en la ACP que mantenga una visión interdisciplinaria e individual para cada residente.

Enfocarse en las necesidades del paciente, realizando una visión global de la enfermedad, obtener una perspectiva completa de la situación física, psicológica, emocional y social de cada usuario. Los tratamientos fisioterapéuticos deben ser socializados con el usuario, y con un criterio y explicación adecuada sobre los beneficios, llegar a un consenso o cambio de tratamiento, y realizar un dialogo asertivo y eficaz entre terapeuta - usuario.

8 Conclusiones

A pesar de la corta aplicación del programa, se evidenció la importancia de un programa individualizado para cada residente, en el cual se realice un cronograma de tiempo dando la importancia y el cuidado que cada persona requiere.

Al ser un programa personalizado los residentes mostraron mayor interés para realizar los ejercicios y sentirse importantes, queridos y estimados por el terapeuta.

El realizar un tratamiento terapéutico considerando las recomendaciones del adulto mayor, da un resultado positivo y eficaz a la intervención.

El plantear un enfoque interdisciplinar en la Historia Clínica Fisioterapéutica, permite una intervención terapéutica global y eficiente.

Incluir la Historia de Vida en la Bitácora del residente, da un enfoque global al equipo interdisciplinario.

9 Referencias bibliográficas

Asmidawati, A., Hamid, T. A., Hussain, R. M., y Hill, K. D. (2014). *Home based exercise to improve turning and mobility performance among community dwelling older adults: Protocol for a randomized controlled trial. BMC Geriatrics, 14* doi: http://dx.doi.org.universidadviu.idm.oclc.org/10.1186/1471-2318-14-100

Bernal, E., Faus, V., Bernal, R. (2006). *Presbivértigo: ejercicios vestibulares.* Gerokomos, *17*(4). https://scielo.isciii.es/scielo.php?script=sci_arttext&pid=S1134-928X2006000400004

Bossers, W., (2015). *A 9-Week Aerobic and Strength Training Program Improves Cognitive and Motor Function in Patients with Dementia: A Randomized, Controlled Trial.* PubMed. https://pubmed.ncbi.nlm.nih.gov/25648055/

Botero, B., y Pico, M. (2007). *Calidad de vida relacionada con la salud (CVRS) en adultos mayores de 60 Años: Una aproximación teórica. Hacia la promoción de salud, 12,* 11–24. Recuperado de: http://www.scielo.org.co/pdf/hpsal/v12n1/v12n1a01.pdf

Bull, F. C., Al-Ansari, S. S., Biddle, S., Borodulin, K., Buman, M. P., Cardon, G., Carty, C., Chaput, J. P., Chastin, S., Chou, R., Dempsey, P. C., DiPietro, L., Ekelund, U., Firth, J., Friedenreich, C. M., Garcia, L., Gichu, M., Jago, R., Katzmarzyk, P. T., Lambert, E. y Willumsen, J. F. (2020). *World Health Organization 2020 guidelines on physical activity and sedentary behaviour. British journal of sports medicine, 54*(24), 1451–1462. https://doi.org/10.1136/bjsports-2020-102955

Capurro N, y Rada G, (2007). El proceso diagnóstico. *Revista médica de Chile, 135*(4). https://doi.org/10.4067/s0034-98872007000400018

De la Rosa, A., Olaso-Gonzalez, G., Arc-Chagnaud, C., Millan, F., Salvador-Pascual, A., García-Lucerga, C., Blasco-Lafarga, C., Garcia-Dominguez, E., Carretero, A., Correas, A. G., Viña, J., y Gomez-Cabrera, M. C. (2020). *Physical exercise in the prevention and treatment of Alzheimer's disease. Journal of sport and health science, 9*(5), 394–404. https://doi.org/10.1016/j.jshs.2020.01.004

De las Peñas, C. F., y Ortiz, A. M., (2013). *Cinesiterapia, bases fisiológicas y aplicación práctica* 1.ª Edición. Elsevier.

D´Hyver, C. (2017). Valoración geriátrica integral. *Revista de la Facultad de Medicina de laUNAM, 60*(3) ,38–54. https://www.revistafacmed.com/index.php?option=com_phocadownload&view=file&id=902:valoracin-geritrica-integral&Itemid=79

Díaz-Veiga, P., Salazar, J., Etxaniz, N. y Matia Instituto Gerontológico (2017). *Módulo II: Bases conceptuales del Modelo de Atención Integral Centrada en la Persona desde la evaluación a la intervención. Una aproximación al modelo* ACP. Editorial Universidad Internacional de Valencia.

Díaz-Veiga, P., Salazar, J., Etxaniz, N., y Matia Instituto Gerontológico (2017). *Atención Centrada en la Persona en Gerontología: Una aproximación al Modelo ACP.* Editorial Universidad Internacional de Valencia.

El Haj, M., & Gallouj, K. (2019). *Self-defining Memories in Normal Aging. Current aging science, 12*(1), 43–48. https://doi.org/10.2174/1874609812666190429130052

García María (2013) Manual de ejercicio físico para personas de edad avanzada https://fiapam.org/wp-content/uploads/2013/07/manual-cast-ultima.pdf

Goudriaan, I., van Boekel, L. C., Verbiest, M., van Hoof, J., y Luijkx, K. G. (2021). *Dementia Enlightened?! A Systematic Literature Review of the Influence of Indoor Environmental Light on the Health of Older Persons with Dementia in Long-Term Care Facilities. Clinical interventions in aging, 16*, 909–937. https://doi.org/10.2147/CIA.S297865

Guzmán-Olea, Eduardo, Pimentel-Pérez, Bertha Maribel, Salas-Casas, Andrés, Armenta-Carrasco, Anthony Iván, Oliver-González, Leslie Betzabeth, y Agis-Juárez, Raúl A... (2016). *Prevención a la dependencia física y al deterioro cognitivo mediante la implementación de un programa de rehabilitación temprana en adultos mayores institucionalizados. Acta universitaria, 26*(6), 53-59. https://doi.org/10.15174/au.2016.1056

Hortobágyi, T., Granacher, U., Fernandez-Del-Olmo, M., Howatson, G., Manca, A., Deriu, F., Taube, W., Gruber, M., Márquez, G., Lundbye-Jensen, J., y Colomer-Poveda, D. (2021). *Functional relevance of resistance training-induced neuroplasticity in health and disease. Neuroscience and biobehavioral reviews, 122*, 79–91. https://doi.org/10.1016/j.neubiorev.2020.12.019

Howard, E. P., Schreiber, R., Morris, J. N., Russotto, A., y Flashner-Fineman, S. (2016). COLLAGE 360: *A Model of Person-Centered Care To Promote Health Among Older Adults. Journal of ageing research and healthcare, 1*(1), 21–30. https://doi.org/10.14302/issn.2474-7785.jarh-16-1123

Hsu, C. Y., Wu, H. H., Liao, H. E., Liao, T. H., Su, S. C., y Lin, P. S. (2021). *Self-monitored versus supervised walking programs for older adults. Medicine, 100*(16), e25561. https://doi.org/10.1097/MD.0000000000025561

Ilustre Colegio Oficial de Fisioterapeutas de la Comunidad Valenciana (2021). COLFISIOCV. https://www.colfisiocv.com

Kottke Frederic, & ,Lehmann Justus. (2002). *Medicina física y rehabilitación* (Cuarta edición ed., Vol. 1). Editorial Médica Panamericana.

Kousha, A., Sayedi, A., Rezakhani, H., y Matlabi, H. (2020). The Iranian Protocol of Group Reminiscence and Health-Related Quality of Life Among Institutionalized Older People. *Journal of Multidisciplinary Healthcare, 13*, 1027-1034. https://doi.org/10.2147/jmdh.s263421

Lamb, S. E., Sheehan, B., Atherton, N., Nichols, V., Collins, H., Mistry, D., Dosanjh, S., Slowther, A. M., Khan, I., Petrou, S., y Lall, R. (2018). *Dementia and Physical Activity (DAPA) trial of moderate to high intensity exercise training for people with dementia: randomised controlled trial. BMJ, k1675*. https://doi.org/10.1136/bmj.k1675

Lind, M., Bluck, S., y McAdams, D. P. (2021). More Vulnerable? The Life Story Approach Highlights Older People's Potential for Strength During the Pandemic. *The journals of gerontology. Series B, Psychological sciences and social sciences, 76*(2), e45–e48. https://doi.org/10.1093/geronb/gbaa105

López-Cano, M. A., Navarro, B., Nieto, M., Andrés-Pretel, F., y Latorre, J. M. (2020). *Autobiographical emotional induction in older people through popular songs: Effect of reminiscence bump and enculturation. PloS one, 15(9), e0238434.* https://doi.org/10.1371/journal.pone.0238434

Mantilla, Alfonso (2018). *Instrumentos de evaluación fisioterapéutica en población adulta y pediátrica: Utilizadas en la práctica clínica; una revisión de la literatura.* Revista Movimiento Científico issn-l:2011-7191, 12 (2), 13-22 https://dialnet.unirioja.es/servlet/articulo?codigo=6985061

Martínez, T. (2013). *La atención centrada en la persona.* http://www.acpgerontologia.com.

Moreno, María José (2017) *Evaluación de ambientes desde el Modelo de Atención centrada en la persona: accesibilidad y diseño ambiental* Editorial Universidad Internacional de Valencia.

Morris, J. K., Vidoni, E. D., Johnson, D. K., Van Sciver, A., Mahnken, J. D., Honea, R. A., Wilkins, H. M., Brooks, W. M., Billinger, S. A., Swerdlow, R. H., y Burns, J. M. (2017). *Aerobic exercise for Alzheimer's disease: A randomized controlled pilot trial. PLOS ONE, 12*(2), e0170547. https://doi.org/10.1371/journal.pone.0170547

Organización Mundial de la Salud (2006). CD47.R1 *La discapacidad: prevención y rehabilitación en el contexto del derecho al disfrute del más alto nivel posible de salud física y mental y otros derechos relacionados.* https://www.paho.org/es/documentos/cd47r1-discapacidad-prevencion-rehabilitacion-contexto-derecho-al-disfrute-mas-alto acceso 23/04/2021

Organización Mundial de la Salud (2015, 3 octubre). *Good health adds life to years.* https://apps.who.int/iris/handle/10665/75254

Organización Mundial de la Salud. (2017). *10 datos sobre el envejecimiento y la salud.*
https://www.who.int/es/news-room/fact-sheets/detail/envejecimiento-y-salud

Organización de las Naciones Unidas para la Educación, la Ciencia y la Cultura (2018). Responsabilidad social y salud. Informe del Comité Internacional de Bioética de la UNESCO. Logroño. http://www.cibir.es/files/biblioteca/2018-UNESCO-Bioetica.pdf

Romero, L. (2016, 2 agosto). *Ejercicios de Frenkel.* E Fisioterapia. https://www.efisioterapia.net/articulos/ejercicios-frenkel

Unutmaz, G. D., Soysal, P., Tuven, B., y Isik, A. T. (2018*). Costs of medication in older patients: before and after comprehensive geriatric assessment. Clinical interventions in aging, 13,* 607–613. https://doi.org/10.2147/CIA.S159966

Yanguas, J., y Sánchez J. A. (2017). *Planificación estratégica y operativa según el Modelo de ACP: Diseño de proyectos y procesos.* Editorial Universidad Internacional de Valencia.

10. Anexos

Anexo 1. Recolección de datos de los usuarios

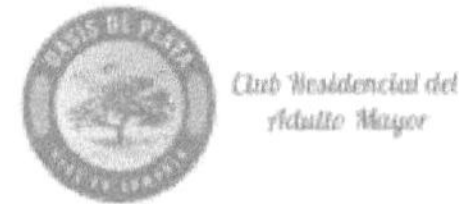

Quito, 21 de abril de 2021

Señores
Universidad Internacional de Valencia
Quito

De mi consideración:

Por medio del presente Oasis de Plata Club Residencial del Adulto Mayor, centro gerontológico, autoriza a la señora Lic. Raquel Elizabeth Rivera Vargas, a recoger la información necesaria sobre los expedientes de los usuarios para elaborar su Trabajo de Final del Máster Universitario en Gerontología y Atención centrada en la persona de la Universidad Internacional de Valencia.

La información que recoja deberá mantenerse en reserva y será utilizada únicamente para el trabajo final.

Atentamente,

Sharon Herrera Camacho
DIRECTORA DE OASIS DE PLATA

CC. Lic. Raquel Rivera

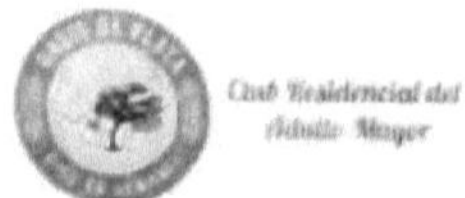

Quito, 22 de Abril del 2021

CONSENTIMIENTO INFORMADO

Yo, _____________________ con C.C _____________ epresentante legal de _____________ con C.C. _____________ residente del Club Residencial del Adulto Mayor Oasis de La Plata, centro geróntológico autorizo para que a mi representado se le realice una valoración fisioterapéutica y crear una historia de vida.

Valoración que la realizará la Lic. Raquel Elizabeth Rivera Vargas, Fisioterapeuta, alumna del Máster de Gerontología y Atención Centrada en la Persona de la Universidad Internacional de Valencia.

Atentamente,

C.C.

Anexo 3 Historia Clínica Fisioterapéutica

HISTORIA CLINICA FISIOTERAPEUTICA

FECHA RECOLECCION DE DATOS:

NOMBRE: C.C.

EDAD: Fecha Nacimiento

ESTADO CIVIL: PROFESION:

DIAGNOSTICO:

RECOMENDACIONES EQUIPO INTERDICIPLINARIO

MEDICO GERIATRA

PSICOLOGA

PSIQUIATRA

TRABAJADORA SOCIAL

TERAPEUTA OCUPACIONAL

PROFESOR DE EDUCACION FISICA

MEDICACIÓN

pág. 1

HISTORIA CLINICA FISIOTERAPEUTICA

ANTECEDENTES RELEVANTES DE SU HISTORIA DE VIDA (lo que le gusta y no le gusta a la persona)

ANTECEDENTES CLINICOS

EXAMEN FÍSICO

TEST POSTURAL

TEST DE DANIELS

ESCALA TINETTI

ESCALA DE BERG

PRUEBA DE BALANCE

PRUEBA DE VELOCIDAD AL CAMINAR

PRUEVA DE LEVANTARSE DE LA SILLA

ESCALA ROSOW-BRESLAU

MOVILIDAD ARTICULAR

ARTICULACION	DERECHO	IZQUIERDO
HOMBRO		
CODO		
MUÑECA		
DEDOS		
CADERA		
RODILLA		
TOBILLOS		
DEDOS		
COLUMNA		

pág. 2

HISTORIA CLINICA FISIOTERAPEUTICA

PLAN DE TRATAMIENTO FISIOTERAPEUTICO

Objetivo

Tiempo de tratamiento

Descripción tratamiento

Observaciones y Recomendaciones

Firma del Fisioterapeuta

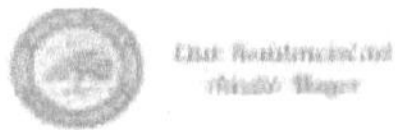

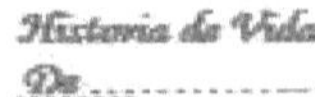

Historia de Vida
De ....

Soy, nací en Quito el 20 de Abril de......, viví con mi madre ....., mi abuelita Rosa y mi hermano mayor Gerardo, mi madre murió cuando tenía 13 años con cáncer de mama.

Estudié en un internado de la Providencia. Me gradué de secretaria bilingüe y trabajé en Andinatel, cuando fui mayor de edad viví en una residencia donde por medio de una amiga española conocí a las hermanas religiosas de Obra Social Cultural Sopeña (OSCUS), me encariñé mucho con ellas a los 30 años fui a trabajar a España en una agencia de turismo en Madrid durante 4 años, regresé a Ecuador porque tenía episodios de ausencias.

Mi hermano actualmente está divorciado pero tiene 4 hijos. Paulina. Esteban, Javier y Paty. Con los que tengo comunicación son Paulina y Esteban que están pendientes de mí.

Pensé en hacerme religiosa pero me decidí en ingresar a la orden cuando tenía 40 años y me dijeron que era muy tarde. Pero siempre asistía todos los domingos a la oración y a la hora santa los jueves con las hermanas de OSCUS. También asistí a los talleres de Manualidades y Primeros auxilios.

En OSCUS tenía una hermana religiosa Patrocinio de cariño le decían Paty, yo la quería mucho y la llamaba mamá, murió hace un año.

Me gusta mucho rezar, y la vida religiosa por eso nunca pensé en casarme.

El señor dio su vida por los pecadores, se entregó

Siempre pensé estar en una residencia de mayores, cuando me enseño en una parte ya no quiero salir.

Mis diagnósticos son epilepsia con periodos de ausencias, uso audífono izquierdo, para trasladarme ando con bastón con medio de precaución para no caerme.

Me siento tranquila, estoy enseñada aquí, me gusta el pollo frito, leer el periódico y ver las noticias para estar informada.

.... fallece el 1 de Junio de 2021

"Padre nuestro tu que están en los que aman la verdad,

Has que el Reino que por ti se dio llegue pronto a nuestro corazón,

Que el amor, que tu hijo, nos dejó, ese amor, reine ya... en nosotros,

Y en el pan de la unidad Cristo danos tú la paz,

Y olvídate de nuestro mal,

si olvidamos el de los demás,

no permitas, que caigamos en tentación....

Oh Señor, y ten piedad del mundo.... "

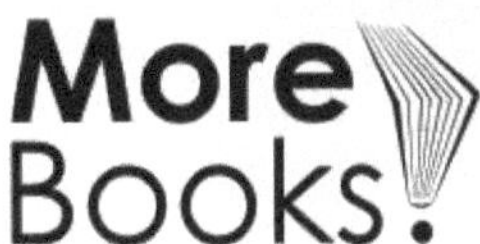

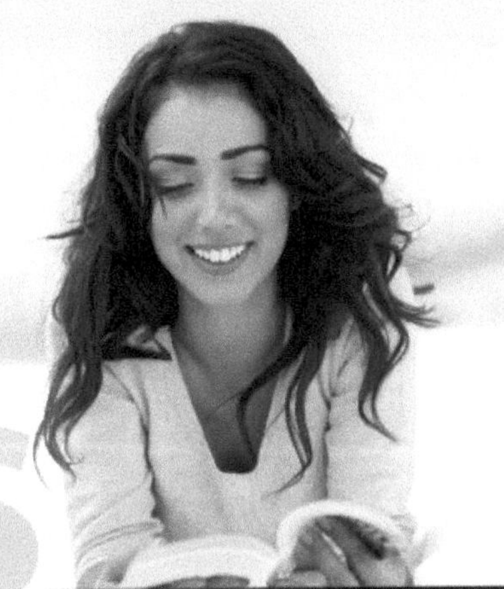

I want morebooks!

Buy your books fast and straightforward online - at one of world's fastest growing online book stores! Environmentally sound due to Print-on-Demand technologies.

Buy your books online at
www.morebooks.shop

¡Compre sus libros rápido y directo en internet, en una de las librerías en línea con mayor crecimiento en el mundo! Producción que protege el medio ambiente a través de las tecnologías de impresión bajo demanda.

Compre sus libros online en
www.morebooks.shop

info@omniscriptum.com
www.omniscriptum.com

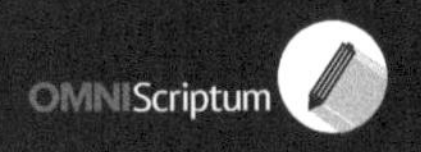

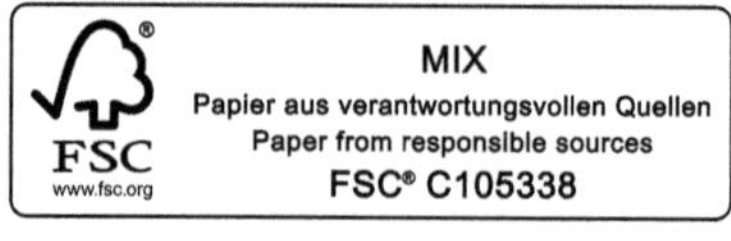

Printed by Books on Demand GmbH, Norderstedt / Germany